口腔疾病就医指南

总主编 石 冰

牙和颌面畸形就医指南

主 编 罗 恩

科学出版社

北 京

内 容 简 介

本书系"口腔疾病就医指南"丛书中的一个分册，内容包括牙和颌面畸形的相关基本概念、早期矫治、正畸治疗、手术治疗、整形美容、外伤诊治等，采用问答或知识点的形式进行简明扼要的阐述。本书图文并茂、通俗易懂，既有专业知识的普及，又有患者最为关注的问题。

本书旨在为广大患者及其家属提供一本基于牙和颌面畸形治疗专家团队多年临床经验的就医指南。

图书在版编目（CIP）数据

牙和颌面畸形就医指南 / 罗恩主编. —北京：科学出版社，2017.6
（口腔疾病就医指南/石冰主编）

ISBN 978-7-03-053171-1

Ⅰ. ①牙… Ⅱ. ①罗… Ⅲ. ①口腔正畸学–指南 Ⅳ. ①R783.5-62

中国版本图书馆 CIP 数据核字（2017）第 128202 号

责任编辑：沈红芬 丁慧颖 杨小玲 / 责任校对：王晓茜
责任印制：赵 博 / 封面设计：龙 岩

科学出版社 出版
北京东黄城根北街 16 号
邮政编码：100717
http://www.sciencep.com

中国科学院印刷厂 印刷
科学出版社发行 各地新华书店经销
*

2017 年 6 月第 一 版 开本：720×1000 1/16
2017 年 6 月第一次印刷 印张：15 1/4
字数：270 000

定价：**60.00 元**
（如有印装质量问题，我社负责调换）

《牙和颌面畸形就医指南》编写人员

主　编　罗　恩

副主编　李　宇　敬　伟　郑　玮　刘人恺

编　委（按姓氏汉语拼音排序）

陈贵征　杜　文　高　艳　何东明

纪焕中　李涵识　李佳洋　李峥峥

廖　文　刘　瑶　刘航航　陆文昕

吕　雪　孙　玥　王如意　王一尧

许春炜　杨旻玥　张　念

主 编 简 介

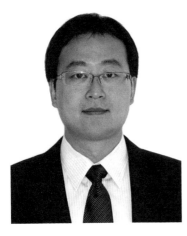

　　罗恩　教授，博士生导师，现任四川大学华西口腔医学院口腔颌面外科学系主任，国家临床重点专科口腔颌面外科主任，国际牙医师学院院士，中华口腔医学会口腔颌面外科专业委员会委员，四川省口腔医学会理事，四川省口腔颌面外科专业委员会副主任委员，四川省医学会口腔医学专业委员会常委，四川省美容与整形专科委员会委员，成都市医疗事故鉴定专家。被评为教育部新世纪优秀人才、四川省海外高层次留学人才。主要从事正颌外科与面部轮廓整形，以及颌面部缺损与畸形的修复重建临床和科研工作。主持多项国家自然科学基金、教育部新世纪优秀人才支持计划、教育部博士点基金、四川省科技支撑计划项目的研究工作。

前　言

　　牙和颌面畸形是口腔颌面部常见的多发病，指由于受遗传因素、后天环境因素、外伤、肿瘤或手术等的影响所导致的牙齿和颌骨畸形。其主要表现为牙齿不齐、咬合关系紊乱、"虎牙"、"暴牙"、"地包天"、"歪脸"等，牙和颌面畸形是口腔颌面部最常见的疾病之一。

　　目前矫治方法包括儿童早期矫治、正畸治疗、正颌外科手术治疗、美容整形外科治疗等。此类疾病由于发病广、涉及人群广泛、年龄跨度大、治疗方法多样、治疗周期长，故就诊患者需要了解大量的信息和知识，以便更好地配合治疗，达到更好的矫治效果。目前国内尚未见牙和颌面畸形相关疾病的就医指南，患者往往需要通过各类渠道了解相关知识，而网络上出现了鱼龙混杂、良莠不齐的全民科普现象。

　　四川大学华西口腔医院（原华西医科大学华西口腔医院）是国内最早开展牙和颌面畸形治疗的单位之一。医院经过多年艰苦努力和大量病例诊治，建立了较为完善与先进的牙和颌面畸形综合矫治模式，并积累了丰富的临床经验。编写本书的目的正是给广大患者、家属和医疗工作者提供一本基于牙和颌面畸形治疗专家团队多年临床经验的、介于科普知识和专业论著之间的治疗指南，为牙和颌面畸形就诊患者与矫治医师提供沟通的桥梁。

　　本书的内容涉及牙和颌面畸形相关基本概念、牙和颌面畸形的概述分类、牙和颌面畸形的早期矫疗、牙和颌面畸形的正畸治疗、牙和颌面畸形的手术治疗、牙和颌面畸形相关整形美容、外伤牙颌面畸形诊治等。本书图文并茂、通俗易懂，既有专业知识的普及，又有患者最为关注的问题。希望本书能给将要接受或正在接受牙和颌面畸形矫治的患者及其家属，给正在从事或对这方面工作感兴趣的口腔颌面外科、整形美容外科、口腔正畸科、儿童口腔科的相关医师和相关专业的研究生及本科生提供参考。

由于编写人员水平有限，书中难免存在不足之处，希望得到同行专家的指正。

罗　恩

2017 年于四川大学华西口腔医学院

目　　录

牙和颌面畸形就医指南

第一章 基本概念

1. 殆

殆也称作咬合，是指上下牙列间的接触关系，见图 1-0-1。正常的殆对于口腔乃至整个颌面部的美观及健康都是十分重要的。殆与口腔颌面部关系协调，会使人的面部看起来更加美观；排列整齐、邻接关系良好的牙齿会减少食物残渣的滞留及菌斑的附着，使得龋病及牙周病的发病风险相对减小；一些创伤性咬合的情况，可能会使牙齿过早脱落，或者造成颞下颌关节的压力，成为诱发关节病的因素之一。因此，不正常的殆关系应该尽早诊断，尽早处理。

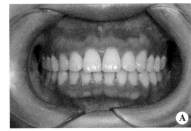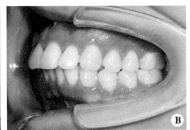

图 1-0-1 殆

2. 口腔颌面部软、硬组织

口腔颌面部的范围包括口腔内、眼眶周围、鼻、耳朵周围、脸颊、嘴唇、下巴、颈部等。口腔颌面部的"软组织"是指舌、牙龈、嘴唇、黏膜、皮肤、脂肪、肌肉等质地柔软的组织器官，也是最容易发生外伤的部位；口腔颌面部还有一些特殊的软组织，如神经、血管和腺体（如腮腺），它们埋藏在深处，特殊情况下也可能受到外伤。口腔颌面部的"硬组织"是指牙齿、颌骨等坚硬的组织器官，能够抵抗一定的外力，但暴力的情况下也会发生外伤，如牙折、骨折等，见图 1-0-2。

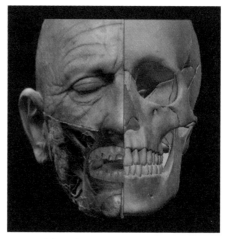

图 1-0-2　口腔颌面部的软组织（左）和硬组织（右）

3. 口腔和颌面部

口腔指嘴唇以内的空腔，前界为唇，侧壁为颊部，顶壁为腭部，向后与咽喉部相连，口腔是消化道和呼吸道的起始端；而颌面部是指我们通常所说的面部，包括暴露在外的颜面部皮肤和深部组织，以及颌面部骨骼，范围上至额部、下至颈部、向后到耳后部，见图 1-0-3。口腔和颌面两个部位既有区别，又存在紧密联系，例如牙齿长在颌骨上，颌骨骨折常常引起牙齿咬合错乱等口腔问题；嘴唇有一部分在口腔内（黏膜），一部分在口腔外（皮肤），唇外伤常常在口腔内外都有损伤；口腔的肌肉与颌骨紧密贴附，不可分割；面部的腮腺分泌的唾液通过一根导管流向口腔内等。因此，不管从解剖还是功能来看，口腔和颌面都是一个有机整体，医学上一般将这两个部位合二为一，称为"口腔颌面部"。

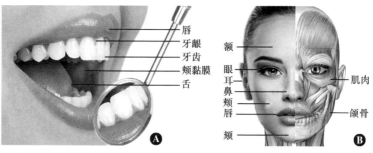

图 1-0-3　口腔（A）和颌面部（B）

4. 乳牙列

　　全部由乳牙组成的牙列即为乳牙列，完整的上下颌牙列各自含有 10 颗牙，见图 1-0-4。乳牙列较恒牙列短小，其牙列的宽度长度比例要大于恒牙列，形态更接近半圆形。乳牙自 6 个月左右开始萌出，到 3 岁前萌出完成。乳牙除第一乳磨牙形态特殊外，其余与恒牙形态接近，并且具有体积小、牙冠短而宽、牙齿颈部缩窄等特点。由于乳牙的牙釉质（俗称珐琅质）较薄，牙体光泽会较恒牙弱，同时乳牙更容易发生龋坏（俗称"虫牙"），且容易累及牙本质及牙髓，所以儿童牙齿的龋坏进展很快，待发现时常常已经出现牙髓炎甚至根尖周炎的症状，由于乳牙牙根下就是恒牙胚（尚未萌出的恒牙），炎症的进展可能会对恒牙的发育造成影响，及时的治疗必不可少，不能因为"乳牙会被替换"就掉以轻心。在进入替牙期前，由于颌骨一直在生长发育，而乳牙本身大小并不会发生变化，所以乳牙间会逐渐出现缝隙，这是在为恒牙未来的萌出做空间准备。

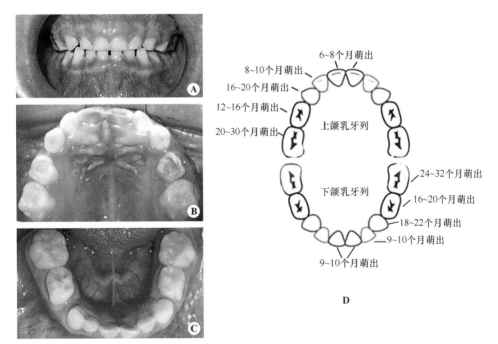

图 1-0-4　乳牙列

A. 乳牙正面咬合；B. 口内上颌乳牙列；C. 口内下颌乳牙列；D. 乳牙列示意图

5. 混合牙列

　　替牙期的牙列称之为混合牙列，由若干乳牙和若干恒牙组成，这个时期恒牙萌出，乳牙脱落，并且是颌骨发育的高峰时期，见图1-0-5。一般来说，儿童在6～7岁开始进入替牙期，到12～13岁基本完成牙列替换，颌骨发育速度也相对开始减缓。这个时期的牙齿排列和咬合并不稳定，并且由于恒牙形态更大，会出现替牙早期牙齿排列拥挤，所以整个替牙期都应积极注意口腔卫生的维护。这种拥挤情况会随着颌骨生长发育逐步改善。不过，现代社会由于人类进化，颌骨骨量与牙量的匹配常会出现问题，进而导致恒牙列出现错𬌗畸形，其中的原因可能包含颌骨发育的异常或是日常的不良习惯等。虽然正畸治疗常常要替牙过程完成才开始，但并不是在替牙阶段就不需要医生参与，对一些早期的颌骨发育问题或是不良习惯等情况，可以在这个时候进行诱导治疗，这对儿童颌骨的生长发育及后续正畸治疗的开展都会有很大帮助。

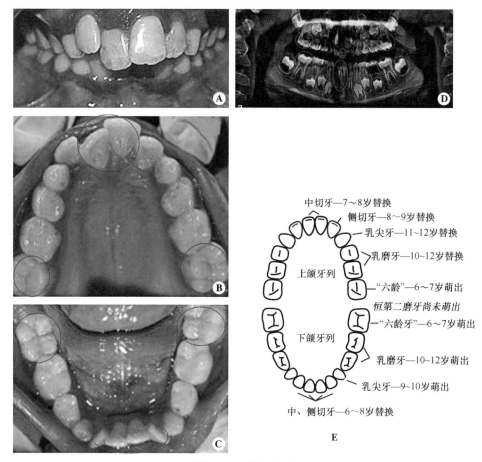

图1-0-5　混合牙列

A. 替牙期正面咬合；B. 口内上颌混合牙列；C. 口内下颌混合牙列；D. 混合牙列全景片——未脱落乳牙下方

可见恒牙牙胚；E. 混合牙列示意图；BCD图中红圈提示为已萌出的恒牙

牙和颌面畸形就医指南

6. 恒牙列

全部由恒牙组成的牙列即为恒牙列,完整的上下颌牙列各自含有16颗牙(包含第三磨牙 4 颗,随着人类进化,第三磨牙不一定正常萌出),见图 1-0-6。上颌牙列较宽,尖牙至前磨牙区段较圆滑,曲度较大;下颌牙列较窄,前磨牙较上颌更向舌侧倾斜,尖牙到前磨牙区段曲度较小。正常情况下,上颌牙列略在下颌牙列外侧,咬合时其内侧的牙尖会咬在下颌牙齿𬌗面的窝内,且上下颌牙齿之间有着一定的对应关系,这构成我们常说的尖窝交错关系。当咬合的尖窝交错关系异常,出现错𬌗畸形,就需要通过正畸治疗的手段进行纠正,如果错𬌗畸形还涉及明显的颌骨发育异常或由外伤、疾病等导致,还需要联合颌面外科共同治疗。

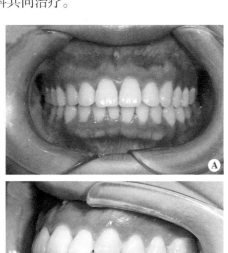

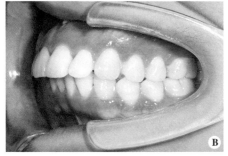

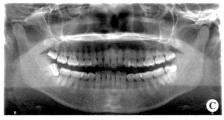

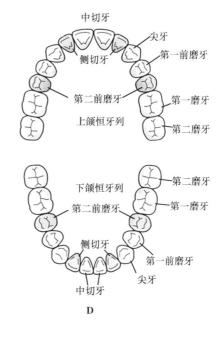

图 1-0-6 恒牙列图

A. 恒牙正面咬合;B. 恒牙侧面咬合;C. 恒牙列全景片;D. 恒牙列示意图

7. 什么叫"错𬌗畸形"

在生长发育过程中，由先天的遗传因素或后天的环境因素，如疾病、口腔不良习惯、替牙障碍等，也可在生长发育后因外伤、牙周病等原因造成的如牙齿排列不齐、上下牙弓关系异常、颌骨大小形态位置异常、面部畸形等称为错𬌗畸形，见图1-0-7。错𬌗畸形影响口腔及颜面部的美观，影响人在社会生活中的自信，影响口腔的功能及健康。例如，牙齿前突造成"嘴突"，影响美观；不正常的咬合关系如反𬌗、开𬌗等，会影响咀嚼效率，影响人体对食物的消化吸收。对于错𬌗畸形的治疗，最常见的方式是正畸治疗。而对于一些严重的骨性畸形如反𬌗（"地包天"），则需进行正畸与正颌手术的联合治疗。

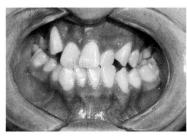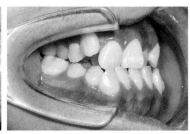

图 1-0-7　错𬌗畸形

8. 牙颌面畸形

颌骨生长发育异常所引起的颌骨体积、形态异常，以及上下颌骨之间及其与颅骨和其他骨骼之间的关系异常，由此带来的咬合关系及口颌系统功能异常称为牙颌面畸形，外观表现为颌面形态异常。

牙颌面畸形是在个体颅颌面生长发育过程中，受先天性因素、后天性（获得性）因素，或者由二者联合影响所致的一类生长发育畸形。流行病学调查显示，40%以上的人群存在错𬌗畸形，其中约有5%是由于颌骨发育异常引起的骨性错𬌗畸形，即牙颌面畸形，见图1-0-8。

目前国际上尚无公认的统一分类，一般根据颌骨大小命名为发育过度或不足，根据颌骨位置变化命名为前突或后缩。

上颌骨畸形：如上颌骨前后向发育过度、上颌骨前后向发育不足、上颌骨垂直向发育过度、上颌骨垂直向发育不足、上颌骨横向发育不足。

下颌骨畸形：如下颌骨前后向发育过度、下颌骨前后向发育不足、下颌颏部畸形、下颌角肥大。

双颌畸形：如下颌前突伴上颌发育不足、上颌前突伴下颌发育不足、长面综合征、短面综合征等。

不对称牙颌面畸形：如偏突颌畸形、半侧下颌肥大、单侧小下颌畸形、半侧颜面短小畸形、半侧颜面萎缩。

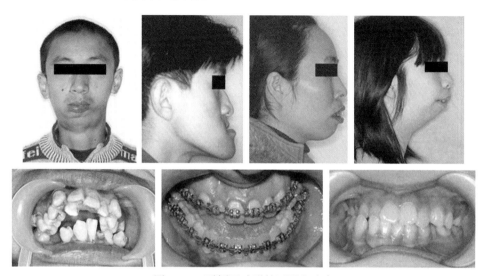

图 1-0-8　牙颌面畸形的面形和咬合

9. 正畸治疗

正畸俗称"正牙"，是通过使用各种矫治器产生力及利用生长发育及肌肉功能的力量，将力作用于牙齿等部位，使牙槽骨改建、牙齿移动，从而达到对错殆畸形的矫治目的，见图 1-0-9。

好比制作盆景，只有施加轻柔而持久的力量，才能改变树枝的形态，制作出美观的盆景。正畸治疗也是这样，使用较轻的外力作用于牙及颌骨，从而使它们产生移动及改建，来实现对颌面部畸形的矫治。矫治所使用的工具称为矫治器，主要分为固定矫治器（唇侧及舌侧矫治器）、活动矫治器（功能矫治器、隐形矫治器）等。

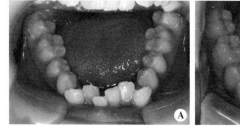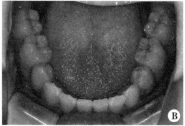

图 1-0-9　正畸治疗前后对比

A. 治疗前牙齿拥挤；B. 经过正畸治疗后牙齿排列整齐

正颌外科是指采用外科手术与正畸相结合矫治牙颌面畸形的一种方法，是口腔颌面外科新发展的分支之一，可通过手术解决上下颌骨位置异常、创伤、肿瘤等导致的牙颌面畸形。正颌外科的发展解决了以往单独使用正畸治疗或手术治疗无法解决的复杂牙颌面畸形的矫治，并取得了较之更为良好、稳定的咬合关系与功能实现。正颌外科不仅注重功能，也注重外形，其通过移动颌骨位置纠正颌骨发育异常，建立较为良好的咬合关系，并取得较好的面部外形，是一门医学与艺术相结合的学科，见图 1-0-10。颌骨动力系统及坚固内固定的出现使得正颌外科有了突飞猛进的发展，以往的手术限于器械问题无法口腔内操作。现在因为有了新器械的支持，大多数手术为口内切口完成，尽量避免了术后面部瘢痕，对于患者来说是极大的福音；而且坚固内固定的出现，不仅可以取得较良好的固定效果，降低复发概率，同时缩短了术后患者颌间固定的时间，减轻了不舒适感，并有利于口颌系统软组织的功能锻炼。同时近年来数字化外科的发展，促使正颌外科手术设计及手术操作愈发精确与精准，国际上已开始将正颌外科与面部软组织整形相结合，以期待取得更好的术后面形。

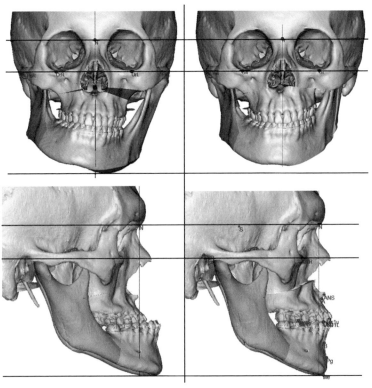

图 1-0-10　常见正颌外科手术示意图

11. 颌面整形美容

整形美容是指以增强人体外在美感为目的，运用药物、手术、医疗器械或其他医学技术方法修复与再塑人的容貌及人体各部位形态的医学科学，见图1-0-11。颌面整形美容即将治疗范围局限于颌面部的整形美容。医美，即医学美容，是以增强人体美感为目的，通过包括药物、手术或仪器等医学手段，改变人体外部色泽、形态及部分改善其生理功能的一系列治疗。正常端庄的容貌各部分比例并不存在绝对标准，但通常达到或接近这些标准比例的容貌更具美感。常用的面部美容评价标准有"美容平面"、"三庭五眼"、"黄金分割"及近年发展起来的"马夸特面具"等。有魅力的容貌都有某些共性的比例和谐关系，给人以平衡、匀称的美感，尽管这些相互关系并不是绝对的，很多漂亮的脸虽然没有达到理想比例，但也很协调，应综合看待。

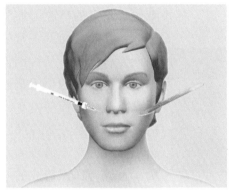

图 1-0-11　运用手术、注射等手段进行整形美容

12. 颌面部外伤

口腔及颌面部的组织如牙、嘴唇、脸颊、颌骨等，由于处在人体较为暴露的区域，在暴力的作用下例如摔倒或被石头砸到，容易发生外伤，造成伤口甚至面部骨折，见图 1-0-12。颌面部是一个人容貌美观的关键所在，发生外伤会引起面部不对称、歪斜、瘢痕、缺损等畸形，甚至毁容难以修复，对身体和心理造成双重打击，严重的外伤还会妨碍进食和呼吸，甚至带来生命危险。

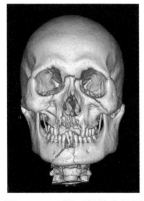

图 1-0-12　颌面部外伤骨折

第二章　牙和颌面畸形的早期矫治

第一节　儿童牙颌畸形

1. 什么是儿童牙颌畸形

牙颌畸形是儿童在生长发育过程由于遗传和环境因素，如营养不良、口颌系统功能异常、乳恒牙替换障碍、不良的口腔习惯等因素的影响，妨碍了儿童牙殆颅面的正常生长发育，形成的牙颌面发育畸形。从病因上说，错殆的发生可以是某种特定的原因造成，如儿童早期下颌骨骨折造成的面部发育的不对称。但大多数的错殆畸形是儿童在颅颌面生长发育过程中由于各种因素（遗传因素、环境因素、特定因素）综合作用造成的颅面的结构、功能和美观的异常，见图 2-1-1。

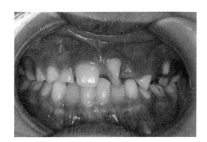

图 2-1-1　替牙期前牙扭转

2. 多大年龄可以矫治牙颌畸形

牙殆的建立从第一颗乳牙萌出（6 个月），到 12 岁第二恒磨牙萌出、恒牙殆建立为止，经历了乳牙列、混合牙列早期、混合牙列晚期及恒牙列期。各种先天、遗传、环境及特殊病因均能在牙殆建立时期影响咬合的发育，形成错殆畸形，见图 2-1-2。

从错殆发生的病因和机制上看，错殆的形成伴随颅面生长发育、咬合的建立整个

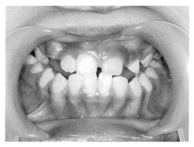

图 2-1-2　儿童错殆畸形

过程，涉及儿童乳牙列、混合牙列早期和晚期、恒牙列期等各个颅颌面的发育时期。由于人体的发育时间很长，有的错𬌗畸形将随着儿童的生长越来越严重，因此在儿童生长发育的早期，对可能发生和已经发生的错𬌗畸形进行及时与正确的处理和矫治，防止畸形的发生，阻断已发生的畸形进一步发育，引导牙𬌗颅面朝正常方向生长。所以，儿童错𬌗畸形应该采取早期预防与矫治措施。

3. 什么是儿童错𬌗畸形的早期矫治

儿童错𬌗畸形的早期矫治是在儿童生长发育的早期阶段，一般在乳牙列、混合牙列期和恒牙列早期，针对错𬌗的病因、机制及发生发展的过程，采取较为简单的正畸治疗方法（图 2-1-3），预防去除可能造成错𬌗畸形的病因，治疗影响正常咬合建立的口腔疾病（如龋病、乳牙早失等）；创造有利于儿童咬合正常建立的良好的口腔功能环境，引导牙、牙列、颅面部正常生长，最终达到患儿牙𬌗颅面的功能与美观的协调与平衡。

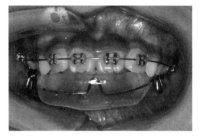

图 2-1-3　儿童替牙期早期矫治

11

4. 儿童错𬌗畸形早期矫治的时间

错𬌗的矫治应该尽早开始，去除病因，最大限度地创建颅面𬌗的协调发育的口颌环境。错𬌗的出现可能在不同的时期（乳牙列、混合牙列早期、混合牙列晚期及恒牙列期），早期矫治不是说年龄的早期，而是指在错𬌗发生的早期，发现错𬌗进行矫治，这包括了乳牙列期、混合牙列早期、混合牙列晚期及恒牙列期。一般而言，在乳牙𬌗完成前，牙列尚未成形，幼儿一般无法合作，这个阶段的主要任务是观察和预防，在临床上实施早期矫治的时间，从年龄上说是3.5～12 岁（图 2-1-4）。美国正畸医师学会建议儿童错𬌗畸形的检查不应迟于 7岁，当儿童出现替牙问题、咬合障碍、前牙反𬌗、前牙前突、口腔不良习惯、牙列拥挤或排列不齐、面部不协调对称、紧咬牙和夜磨牙等症状时，就应该到专业医生处进行错𬌗畸形的咨询及矫治。

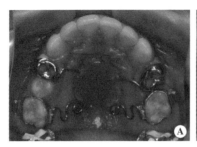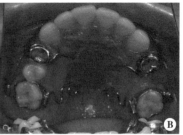

图 2-1-4　早失间隙丧失及恢复

A. 替牙期 65 乳磨牙早失间隙丧失；B. 后退前移磨牙半年后恢复早失间隙

5. 儿童错𬌗畸形进行早期矫治的优势是什么

　　早期错𬌗矫治能更好地利用儿童生长发育的生理特点，更有效地矫治儿童颅面颌的异常。生长发育早期是儿童的牙列、牙𬌗、颌面部骨骼、肌肉的生长最活跃的时期，儿童颅面颌生长的速度快、变化大，组织细胞代谢最活跃，牙周组织及颌骨的可塑性大，对矫治的反应好，适应性强，改建快，医生能更好地利用生长的潜力进行矫治，取得事半功倍的效果（图 2-1-5）。

　　儿童错𬌗畸形的早期矫治能更有效地降低错𬌗的严重程度，减轻患儿错𬌗畸形矫治的难度，减轻患儿在恒牙列期及成人后的矫治负担。儿童错𬌗畸形的早期矫治能减轻患儿因错𬌗畸形造成的心理障碍，有利于儿童健康人格的形成。

　　儿童错𬌗畸形的早期矫治有助于儿童：①上下颌骨的生长更协调；②避免因牙齿的前突造成的前牙外伤；③去除影响颅面𬌗发育的口腔不良习惯；④更好地引导恒牙的萌出与替换；⑤更好地形成牙、唇及面部的协调和美观。

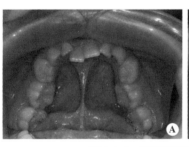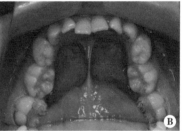

图 2-1-5　下颌牙弓狭窄扩弓治疗前后

A. 替牙期下颌牙弓狭窄；B. 下颌扩弓治疗 3 个月后

牙和颌面畸形就医指南

6. 胎儿时期怎么预防牙颌畸形的发生

胎儿时期错𬌗畸形的预防是通过母体营养和疾病的控制，避免及去除可能导致牙颌畸形发生的因素。母体的健康、营养、心理及内外环境对胎儿的早期发育十分重要，在妊娠初期 3 个月（尤其是孕期的前 40 天），胎儿在母体内处于生长发育组织器官分化的重要阶段，应避免各种物理、化学及先天因素，这些因素会导致发育的畸形，并注重孕期母亲的心情愉快及营养膳食的均衡。在胎儿分娩时，还要避免助产器械使用不当造成的颅面颌骨损伤。

7. 婴幼儿时期怎么预防牙颌畸形的发生

婴幼儿时期错𬌗畸形的预防是指在婴幼儿阶段，通过健康宣导，充分发挥婴幼儿的口颌功能，使其正常发育，避免及去除可能导致牙颌畸形发生的因素。应提倡母乳喂养，并使用正确的喂养方法，喂养姿势为约 45° 的斜卧位或半卧位。养成正确的睡眠位置，避免头面部长期处于同一姿势，影响面颌的正常生长。破除口腔不良习惯。对于 2 岁前幼儿的一些口腔习惯，可能为一种正常的需求，不必强行纠正，但应密切观察。

幼儿心理发育的健康治疗：由于各种因素造成的幼儿心理疾病或障碍可形成口颌不良功能习惯（如咬指等），医生在幼儿发育的这段时期应密切关注，引导安抚儿童焦虑及不安，预防错𬌗畸形的发生。

8. 儿童时期怎么预防牙颌畸形的发生

儿童时期的错𬌗畸形的预防是指避免及去除可能导致牙颌畸形发生的因素，治疗可能引起错𬌗的口腔疾病，以使口颌系统软硬组织正常发育，达到预防错𬌗发生发展的目的。避免偏食，养成良好的饮食习惯。防治全身及颌面部疾病：如有扁桃体过大、鼻炎、鼻窦炎时，应尽早治疗，以维持呼吸道通畅，避免用口呼吸。龋病的防治：防龋是儿童时期口腔预防保健的重要任务。龋病造成的牙冠变窄，乳牙早失常造成牙弓长度变短，影响继承恒牙萌出。龋病造成咀嚼缺失易使患儿形成偏侧咀嚼习惯、下颌前伸，形成前后牙反𬌗。

儿童生长发育期要预防乳恒牙的外伤。乳牙外伤能造成继生恒牙发育障碍；恒牙外伤可造成牙冠缺损、易位或缺失。临床预防措施，如可做儿童运动护齿套，避免儿童运动时牙齿遭受外伤的损害。

第二节　乳牙列错牙合畸形

1. 乳牙列的错牙合畸形有哪些

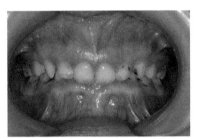

图 2-2-1　乳牙深覆牙合

乳牙列的健康完整对建立正常的恒牙列至关重要。咬合紊乱往往始于乳牙列期的低龄儿童和替牙期学龄期儿童的咬合异常，因多数不影响进食或没有疼痛症状常不被家长或监护人所重视。

乳牙列期错牙合畸形包括前牙反牙合、前牙深覆牙合（图 2-2-1）和深覆盖、前牙开牙合、后牙反牙合、下颌后缩和牙列拥挤。

2. 什么是反牙合（地包天）

正常情况下，当上下牙咬合时，上前牙咬在下前牙的外面。若正中咬合时，下颌前牙在外面，上颌前牙在里面，前牙呈反覆牙合、反覆盖关系，这在医学上称"前牙反牙合"，俗称"地包天"，也叫"兜齿"，乳牙和恒牙都可发生，是我国儿童中较为常见的一种错牙合畸形，见图 2-2-2。这种反覆盖关系会使上下颌骨的增长比例失调，上颌发育不足，下颌又过度增长，出现面中 1/3 凹陷，面下 1/3 伸长且下颌前突，从颜面上看可表现为下颌前突，上颌发育不足的侧面凹面型。

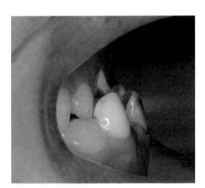

图 2-2-2　替牙期前牙反牙合

前牙反牙合可以分为牙性、骨性和功能性反牙合。牙性反牙合多由于牙齿萌出或替换过程中的局部障碍所致，常表现为单纯的前牙反牙合，反覆盖较小，下颌的形态、大小基本正常。骨性反牙合多由于遗传和疾病等因素所致，除了前牙反牙合外常显示为反覆盖大，有上颌发育不足和（或）下颌过度生长等造成的上下颌骨骨量不调，表现为颏部明显前突，下颌常不能自行后退，颜面多呈凹面型。功能性反牙合是由于不良哺乳姿势、前牙的咬合干扰等而引起下颌功能性过度前伸造成下颌前突和前牙反牙合，但其下颌形态和大小基本正常，下颌可后退至前牙对刃关系，可称之为假性下颌前突，如不及早矫治可能发展成真性下颌前突。牙性反𬌗多伴有功能性反𬌗，乳牙期反𬌗多见于牙性和功能性反𬌗，颌骨畸形一般不明显。

3. 乳牙反𬌗是否需要矫治

乳牙反𬌗是乳牙列期常见的错𬌗畸形，分为乳前牙反𬌗和乳后牙反𬌗。

（1）乳前牙反𬌗：正当上下牙齿咬在一起时，下颌前牙在外面，上颌前牙在里面，和正常前牙关系相反，称为"前牙反𬌗"，见图 2-2-3。乳牙列前牙反𬌗是儿童最为常见的早期咬合异常，在乳牙列前牙反𬌗的病例中牙源性和功能性反𬌗比较常见，而骨性反𬌗一般见于有家族史的儿童。乳牙列前牙反𬌗不仅可引起儿童咀嚼功能发生紊乱，还可影响其口腔颌面的正常发育。目前观点认为，乳牙列前牙反𬌗在可能的条件下应尽早矫治，其目的一是恢复下颌的正常咬合位置，改善骨面形；二是解除前牙反𬌗，促进上颌发育，抑制下颌过度发育。

（2）乳后牙反𬌗：乳牙期后牙反𬌗发生率较低，随着年龄增加有逐渐增加的趋势，见图 2-2-4。儿童单侧后牙反𬌗主要是由于口呼吸、异常吸吮（如吸吮手指和人工奶嘴习惯）、偏侧咀嚼、乳牙龋病及遗传等因素导致的上下牙列宽度不协调或神经肌肉功能异常造成。单侧后牙反𬌗对咀嚼功能可造成比较严重的影响，但家长不易发现这种畸形，即使发现也常不能给予足够的重视，延误治疗可能导致患儿骨性下颌偏斜和颞下颌关节紊乱病出现。早发现早治疗，以恢复患儿正常的咀嚼功能，减少单侧后牙反𬌗对牙弓和颌骨发育的不良影响，将颌面生长发育导向正常才能有利于儿童的身体健康。

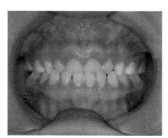 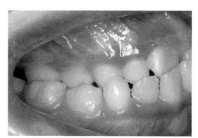

图 2-2-3　乳前牙反𬌗　　　　　　　图 2-2-4　乳后牙反𬌗

4. 乳牙反𬌗的病因

乳牙反𬌗的病因包括遗传因素、先天因素和环境因素。

（1）遗传因素：50%患者直系亲属中有类似错𬌗存在，尤其是骨性反𬌗，下颌骨及颜面畸形异常显著。

（2）先天因素：妊娠期疾病所致。例如，唇腭裂术后患者常常出现上颌发育不足，易造成前牙反𬌗及近中错𬌗，下颌相对表现前突。

（3）环境因素

1）不良的哺乳姿势：如不适当的奶瓶喂奶，下颌需向前用力吸吮，可引起前牙反𬌗。

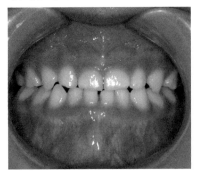

图 2-2-5　乳尖牙磨耗不足

2）乳尖牙磨耗不足：乳尖牙高出牙弓平面，为避免上、下颌可能产生的早接触，下颌向前或侧方移位，形成前牙反𬌗或前牙及一侧后牙反𬌗，见图 2-2-5。

3）口腔不良习惯：吐舌、吮指、咬上唇或下颌前伸不良习惯，导致前牙反𬌗及下颌前突。

4）乳牙早失：上颌乳牙早失使牙槽骨缺乏功能性刺激发育不良；多数乳磨牙早失影响咀嚼功能，使下颌前伸移位咀嚼造成前牙反𬌗。

5）乳磨牙邻面龋：邻面龋使牙冠的近远中径减小，牙齿移位，出现早接触或𬌗干扰，下颌向前或侧方移位，形成前牙反𬌗或前牙及一侧后牙反𬌗。

6）呼吸系统疾病：腭扁桃体或舌扁桃体的慢性炎症刺激下颌前伸，可导致前牙反𬌗并下颌前突。

7）内分泌疾病：佝偻病患者，其钙、磷代谢障碍及面颌肌肉异常动力，常可导致较严重的下颌前突或前牙开𬌗畸形；脑腺垂体功能亢进，可引起下颌前突畸形。

5. 乳牙反𬌗的矫治时间

乳牙反𬌗应尽可能及早开始治疗，早期治疗费用低、疗程短、效果好。如果没有及早治疗，畸形可能更加严重，治疗难度增加，并可能由牙性或功能性反𬌗发展为严重的骨性反𬌗。

乳牙反𬌗的治疗在 3～5 岁，只要患儿能合作即可开始治疗。这时乳牙的牙根还没有开始吸收，通过戴活动矫治器、破除口腔不良习惯、消除𬌗干扰等简单方法对因及对症治疗，让下颌后退至正常位置，3～6 个月即可完成矫治，见图 2-2-6。当乳牙牙根吸收时，则不能矫治。

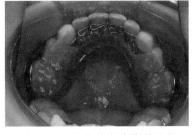

图 2-2-6　𬌗垫治疗乳前牙反𬌗

牙和颌面畸形就医指南

6. 乳牙时期龅牙是否需要矫治

上下牙咬在一起时，上前牙牙冠切缘覆盖下前牙牙冠长度 1/3 以上，称为深覆𬌗；上下颌前牙间前后向的水平距离超过 3mm，称为深覆盖，见图 2-2-7。由于上下颌骨结构异常造成的前牙深覆𬌗、深覆盖，在乳牙列期一般不做治疗（合并肌肉功能异常的患儿除外）。只有当乳前牙覆𬌗过深，出现下前牙咬伤上牙舌侧黏膜，患儿出现疼痛、黏膜咬伤等临床症状时才进行矫治。矫治目标是对症解除下前牙对上牙舌侧黏膜的咬伤。深覆牙𬌗的彻底矫治，尚须待混合牙列期结束，对颌骨生长的功能矫治完成后才能进行。

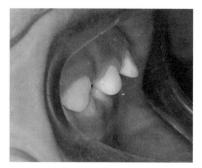

图 2-2-7　乳牙深覆盖

7. 乳牙时期前牙开𬌗是否需要矫治

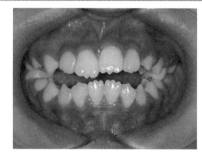

图 2-2-8　前牙开𬌗

乳前牙开𬌗多因咬指、咬物习惯，或舌前伸造成，见图 2-2-8。咬指、咬物和舌前伸习惯可用上颌腭刺、前庭盾等矫治器矫治。治疗同时应关注幼儿的心理健康，改善其因不安、恐惧等造成的口腔不良习惯。

第三节　儿童牙畸形相关问题

1. 什么是口腔不良习惯

习惯，是指在一定时间间隔内有意识或无意识地反复做一相同的动作，并持续下去。婴幼儿期自发产生的吮指、咬唇等不良习惯动作持续到 3 岁以后，会引起口腔肌肉的功能异常及咬合的变化，产生错𬌗畸形。口腔不良习惯包括吮指习惯、舌习惯、异常唇习惯、口呼吸习惯、偏侧咀嚼习惯和咬物习惯。儿童口腔不良习惯是形成错𬌗畸形的主要病因之一，有不良口腔习惯的群体中错殆畸形的发生率远高于自然人群。

（1）吮指习惯：多为吮吸拇指或食指，一般从婴儿 3～4 个月开始发生，通常 2 岁以后会自行消失，但如果孩子这种习惯持续到 3 岁以后，则会出现牙列或骨的改变，则可能出现牙弓狭窄、上牙前突、前牙咬合不良等情况。

（2）舌习惯：儿童因替牙或龋齿等情况，常用舌尖舔感觉异常的牙齿；一些儿童由于扁桃体肥大等原因将舌前伸以使呼吸道通畅，长时间作用就会形成吐舌或舔牙的习惯。可能造成开殆、反殆、下前牙出现间隙等情况，若不及早治疗，甚至可能造成骨性畸形。

（3）异常唇习惯：多发生在 6～15 岁，常由于儿童情绪不好，出现咬唇动作，日久形成唇习惯。咬下唇习惯多见，可能会造成上前牙唇向或下前牙舌向倾斜，甚至可能出现下颌后缩或反殆等畸形，见图 2-3-1。

（4）口呼吸习惯：常因慢性鼻炎、鼻窦炎、鼻甲肥大、腭扁桃体或咽扁桃体肥大等鼻咽部疾病，使鼻呼吸道阻塞而长期部分或全部用口呼吸。患者由于习惯张口呼吸使下颌及舌下降、唇肌松弛、开唇露齿、唇外翻、上前牙前突、上牙弓狭窄、腭穹高拱，久之发展为下颌后缩畸形。

（5）偏侧咀嚼习惯：常常由于一侧后牙有严重龋坏或乳、恒牙早失造成该侧不能咬合，无法进行正常咀嚼，只能用健侧咀嚼食物，久之就形成了偏侧咀嚼习惯。可能造成颜面左右两侧发育不对称，下中线乃至下颌向一侧偏斜。

（6）咬物习惯：多见咬铅笔和啃指甲，还可见咬各种文具及衣服、被角等。咬物固定在牙弓的某一部位，常形成局部小开殆畸形。

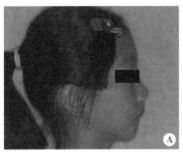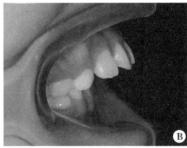

图 2-3-1　8 岁女孩吮唇习惯

A. 咬唇；B. 吮唇习惯致上颌前突

2. 怎么破除孩子的不良习惯

若儿童已形成某种口腔不良习惯，应及早就诊，对其病因进行相关分析，了解其形成的原因，并适时地给予引导和破除，防止畸形的发生，阻断轻度畸形的进一步发展，并纠正已经发生的牙殆畸形。

口腔不良习惯的产生与孩子在成长期所受的外界因素和自身心理因素密切相关。因此，要帮助孩子戒除或防止孩子产生不良习惯就必须做到以下几点：

（1）密切观察成长期孩子的行为，发现其有不良习惯，通过耐心说服和心理引导、提醒加以纠正。

（2）劝导无效时，就必须采取一定的措施加以戒除，如吮指，可将拇指包住或在拇指上涂抹苦味药等。

（3）对于顽固性不良习惯的戒除就必须经过口腔专业医师的指导和治疗，如戴用不良习惯破除器使之戒除。

（4）对于因精神因素或病理因素而形成的不良习惯，应配合心理和病理治疗，解除病因才可达到戒除的目的。

（5）对口呼吸、偏侧咀嚼等有明显诱因的不良习惯，首先要治疗原发病，如治疗呼吸道疾病、治疗龋齿等，进行肌功能锻炼，纠正不良习惯。

3. 混合牙列反殆的矫治时间

6岁左右乳牙开始脱落，恒牙依次萌出，直到12岁左右全部乳牙替换完成前，口腔内既有乳牙也有恒牙，称为混合牙列期或替牙列期，是颌骨和牙弓的主要生长发育期，也是治疗和预防错殆畸形的重要时期。这段时间出现替牙期反殆，那么治疗时间应该在6～12岁，最佳治疗年龄应为7～9岁。对于牙源性和功能性反殆，可以采用功能矫治器（图 2-3-2）、活动矫治器或简单固定矫治解除前牙反殆，使下颌功能恢复正常，促进后继恒牙的正常萌出。对于骨性错殆，可以通过生长改型治疗，利用患儿的生长潜

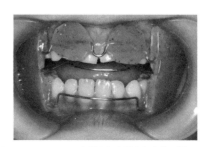

图 2-3-2　FR-Ⅲ功能矫治器矫治替牙期反殆

力，促进发育不足的上颌继续发育，在一定程度上限制下颌发育，协调上下颌关系。但是，对于诊断明确、极为严重的骨性反𬌗患者应该观察，待生长发育停止后再做治疗。

4. 混合牙列前牙拥挤不齐是否要矫治

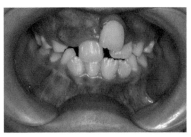

图 2-3-3　替牙期前牙拥挤

牙列拥挤是指在现有的牙弓长度不能容纳已经萌出的牙齿数目时而引起的错𬌗畸形，乳牙列期较少见，混合牙列较多见。其病因主要是牙量骨量不调，也可能是替牙期乳牙早失、磨牙前移引起的，表现为牙齿错位、排列不齐、重叠、牙列前突、覆盖过大，见图 2-3-3。由于牙齿萌出能刺激及促进牙槽及颌骨的生长调整，牙列可以自行调整，所以一般不主张早期拔牙矫治，对早期牙列拥挤矫治的关键是疏导及观察。

如果发现孩子有牙列拥挤，可以到医院检查确诊是暂时性拥挤还是永久性畸形。暂时性拥挤可以观察，永久性拥挤根据孩子的具体情况采取不同的治疗方法。轻度拥挤的患者可以通过间隙恢复法恢复牙弓长度，对乳牙早失、磨牙前移的患者推磨牙向后等。对中重度拥挤可以观察，待牙齿替换完成后固定矫治，必要时在混合牙列期进行简单矫治或序列拔牙治疗，以保障正常的建𬌗过程及上下颌骨的生长调整。

5. 牙齿数目异常怎么办

正常情况为乳牙 20 颗，恒牙 28～32 颗，牙齿的数目过多或不足称为牙齿数目异常。表现为数目过多（多生牙）和数目不足（先天缺牙）。

（1）多生牙：正常牙数以外的额外牙叫多生牙，是由于遗传或牙胚在发育过程中牙板断裂，残余上皮发育而成的。最常见于切牙部位，前磨牙和磨牙部位也可发生，一颗或多颗，牙齿形态不规则，多呈圆锥形或钉形。多生牙能造成正常的恒牙迟萌、错位萌出或阻生，牙齿排列不齐，牙列拥挤、牙齿错位或牙根吸收，甚至形成牙源性囊肿，宜早期拔除。但如果多生牙位置高，对恒牙及恒牙列没有影响，外科手术拔除困难时可以观察，暂时不做处理。

（2）先天性缺牙：牙列中缺少一颗或多颗正常牙齿称先天性缺牙，见图2-3-4。遗传因素、外胚叶发育不全及某些疾病如佝偻病、结核、梅毒等，局部因素如严重的乳牙根尖周感染破坏恒牙胚使之停止发育等都可导致先天缺牙。最常缺如的是上颌侧切牙、下颌第二双尖牙和第三磨牙。外胚叶发育不全综合征患者有全部或多颗

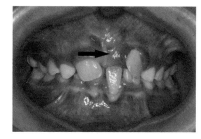

图 2-3-4　儿童先天性缺牙（箭头所指）

牙先天缺失，称为无牙畸形或少牙畸形。先天性缺牙会使邻牙移位，造成牙弓长度缩短，上下牙弓关系不协调，形成各种畸形，如上牙缺失引起前牙反𬌗或切𬌗，下牙缺失引起深覆𬌗、深覆盖，或下颌发育不足，形成骨性畸形，磨牙关系异常、中线偏斜，影响面部美观。治疗时根据缺牙的数目、位置、牙齿排列和𬌗关系、患者的侧貌及生长发育状况，选择不同的治疗方法。如保留乳牙，暂时观察；开展间隙，义齿修复；关闭间隙，邻牙代替缺失牙；减数减径对𬌗牙，使上下颌协调及功能矫形治疗等。

6. 多长牙了怎么办

正常牙数以外的额外牙叫做多生牙。

（1）对已经萌出的多生牙，宜早期拔除，以便恒牙自行调整。如恒牙不能自行调整，可用简单固定矫治排齐前牙。如恒牙错位或龋坏严重，多生牙形态及位置正常的，可以考虑拔除恒牙保留多生牙。

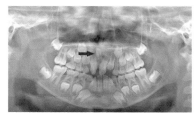

（2）对于倒置、阻生的多生牙（图2-3-5），如果压迫恒牙、影响恒牙萌出或牙根吸收及形成囊肿的，应尽早拔除。但如果多生牙位置高，对恒牙及恒牙列没有影响，外科手术拔除困难时可以观察，暂时不做处理。

图 2-3-5　上颌切牙间倒置多生牙（箭头所指）

7. 先天性缺牙怎么办

牙列中缺少一颗或多颗正常牙齿叫做先天性缺牙（图2-3-6）。

（1）保留乳牙，暂时观察：适用于牙齿排列整齐，乳牙牙根未见吸收，𬌗

关系正常的患者。

（2）开展间隙，义齿修复：主要用于前牙缺失或多数牙缺失，邻牙未移位或移位较少，牙弓中有余留间隙，其他牙齿关系正常，修复后可以获得更好的治疗效果的患者。

（3）关闭间隙，邻牙代替缺失牙：多用于前磨牙缺失，通过磨牙前移代替；另适用于失牙侧牙弓内牙齿排列整齐，颌骨大小正常，对𬌗牙弓牙列拥挤或前突的患者。

（4）减数减径对𬌗牙，使上下颌协调：通过减数减径，改善牙列拥挤或前突，协调牙弓形，建立正常的覆𬌗覆盖关系。

（5）功能矫形治疗，协调上下颌基骨关系：用于下颌牙先天性缺失引起的下颌发育不足，上下颌骨关系异常影响侧貌者。

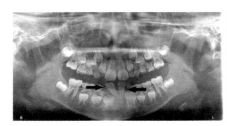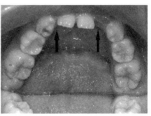

图 2-3-6　下颌两颗侧切牙缺失（箭头所指）

8. 乳牙过早脱落怎么办

乳恒牙的替换遵循一定的时间和规律。有些乳牙由于各种原因，未到正常替换时间而过早脱落即为乳牙早失，一般来讲指提前一年以上。主要原因有疾病和外伤等，如龋坏严重无法保留而拔除；炎症导致乳牙牙根过早吸收；恒牙异位萌出、外伤或先天性牙齿缺失等。

乳牙早失后可引起邻牙倾斜移位，对𬌗牙过长，使得缺牙间隙变小，造成恒牙萌出困难或异位萌出、早萌，见图 2-3-7。乳尖牙早失还会使前段牙弓缩短，使上下牙弓大小不协调，形成深覆𬌗、深覆盖；无论单侧还是双侧多数乳磨牙早失将明显影响儿童的咀嚼功能，妨碍颌骨正常生长发育，并造成单侧咀嚼和前伸下颌用切牙咀嚼的习惯，可能造成单侧后牙反𬌗或前牙反𬌗。因此需根据缺牙的数目、位置等选择合适的缺隙保持器以维持

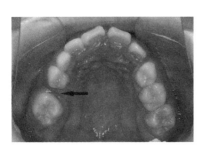

图 2-3-7　第二乳磨牙早失间隙减小

缺牙间隙，保持牙弓长度，以便后继恒牙萌出时有足够的间隙。

（1）缺隙保持器要求能保持牙弓长度，不妨碍牙及牙槽高度和宽度的发育，同时能恢复一定的咀嚼功能。常用的保持器有丝圈式缺隙保持器、下颌舌弓式缺隙保持器、上颌 Nance 弓缺隙保持器及活动义齿式缺隙保持器等。

（2）间隙恢复：如患儿乳牙早失后未及时处理，造成恒牙近中移动，使牙弓长度减小、不能容纳所有恒牙时，需要用间隙恢复矫治器如口内指簧矫治器、唇挡及口外弓等恢复牙弓长度，以利于牙齿的正常替换和调整等。

9. 恒牙过早脱落怎么办

恒牙早失常见于严重龋齿、外伤和医生处理不当而过早拔除。恒牙早失破坏了牙弓的完整性，缺隙两侧的牙向缺隙区移动、倾斜，对𬌗磨牙伸长，而使上下牙弓的𬌗关系紊乱，影响下颌功能运动，咀嚼功能受障碍。前牙早失还会影响美观，造成前牙覆𬌗覆盖关系异常，严重者甚至导致颌骨发育异常。

恒牙早失患者如果保持缺隙则需终身戴义齿，个别恒牙早失患者可视情况经正畸治疗用邻牙代替早失牙。

（1）上中切牙早失患者：可将侧切牙移至中切牙的位置上并保持中切牙宽度的间隙，待成年后做全冠修复，恢复中切牙的外形。同时让尖牙前移并磨改外形以代替侧切牙，第一前磨牙顺次前移代替尖牙，其余后牙均顺次前移，使上下颌牙列建立良好的尖窝关系。

（2）第一磨牙早失患者：如缺隙区牙槽宽度足够，可酌情让第二磨牙前移代替第一磨牙，利用双侧前磨牙、前牙、健侧第一磨牙作支抗，移缺失侧的第二磨牙向近中以代替第一磨牙。

10. 牙齿畸形有哪些，如何处理

牙齿的形态和大小如同身体形貌一样，受遗传因素的影响，但环境因素也有一定的作用，如机械压力，也可以造成牙齿形态的变异。常见的牙齿形态异常有以下几种：畸形牙尖、畸形牙窝、过大牙、双牙畸形、小牙畸形、弯曲牙等。

（1）畸形牙尖：上颌切牙的畸形舌侧尖，双尖牙𬌗面的畸形中央尖，偶尔可在磨牙上见到额外牙尖。畸形牙尖通常没有症状，不容易早期发现。畸形牙

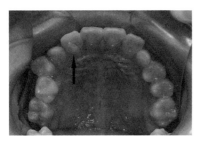

图 2-3-8 畸形舌侧尖（箭头所指）

尖在咬合时容易折断，引起疼痛、牙髓坏死、根尖周组织感染。所以如果发现存在畸形牙尖要及时就诊，见图 2-3-8。若畸形牙尖圆钝且不妨碍咬合可以不作处理。干扰咬合和高而尖的牙尖要磨除，并根据牙髓状况选择间接盖髓、直接盖髓或牙髓切断术。如果已经发生了牙髓的感染，根据牙髓感染的状况和牙根发育的程度，选择冠髓切断术、根尖诱导成形术、牙髓血管再生术或根管治疗术。

（2）畸形舌沟及舌窝：畸形舌沟是釉质内陷呈沟缘状，沟缝将舌隆突一分为二，并继续伸延至牙颈部，有的甚至达根部。畸形舌窝是牙齿发育时期成釉器内陷入牙乳头形成的窝状畸形。畸形窝沟容易患龋，早期应该进行窝沟封闭或预防性树脂充填。畸形舌沟引起牙周及根尖周炎症者，可以进行牙周翻瓣术，必要时考虑拔除。

11. 过大牙怎么办

过大牙是指大于正常牙的牙齿，又称为牙过大。过大牙有个别牙过大和普遍性牙过大。个别牙过大的病因尚不清楚。普遍性牙过大多见于脑垂体功能亢进的巨人症。环境因素与遗传因素共同决定牙的大小。个别牙过大多见于上颌中切牙和下颌第三磨牙。普遍性牙过大表现为全口所有牙齿都较正常的牙齿大。个别牙过大对身体健康无任何影响可不作处理，但若造成局部牙齿错位或拥挤时，可进行适当调磨，纠正畸形，或按拥挤进行治疗。

12. 过小牙怎么办

过小牙是指小于正常牙的牙齿，又称为牙过小。过小牙有个别牙过小和普遍性牙过小，其病因多与遗传因素有关。普遍性牙过小多见于脑垂体功能低下的侏儒症，临床比较罕见。有的牙过小与缺牙症同时存在，或伴随一些结构异常与萌出异常，有的是综合征的一个表现。过小牙的体积较正常牙显著过小，与邻牙之间有间隙，但钙化正常。个别牙过小多见于上颌侧切牙和上颌第三磨牙。牙过小影响美观，可保留间隙进行修复，恢复其正常大小和形态；亦有观点认为对身体健康无任何影响，可不作处理。

13. 两颗牙齿长在一起怎么办

融合牙是由两个正常牙胚的牙釉质或牙本质融合在一起而成的。除牙齿发育受压力因素外，还有遗传倾向。乳、恒牙均可出现融合，乳牙列融合牙比恒牙列多见。乳牙多见于下颌乳中切牙和乳侧切牙，或乳侧切牙和乳尖牙融合。恒牙多见于额外牙和正常牙融合。乳牙融合多单侧发生，两颗牙融合多见。大部分的乳牙融合牙缺失一个后继恒牙的牙胚。

乳前牙区的融合牙需定期观察，若对牙列无影响，可不作处理。为预防龋齿，对融合牙的异常沟窝点隙应及早进行窝沟封闭。

融合牙造成的局部间隙，可以保留，以恢复两个牙齿的大小和形态；间隙较小时，可关闭间隙。

14. 牙齿萌出位置异常怎么办

牙齿萌出位置异常又称为牙齿异位萌出，凡恒牙在萌出过程中偏离正常位置，或恒牙未在牙列正常位置萌出，均称为牙齿异位萌出。异位萌出多发生在上颌第一恒磨牙，其次是下颌侧切牙和下颌第一恒磨牙，见图2-3-9。有时也可发生在其他牙齿。主要是由于牙量骨量不调、恒牙胚异位及第一磨牙牙冠过大等原因造成。异位萌出可造成牙列间隙、牙列拥挤、相邻乳牙的异常吸收等。

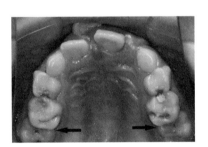

图 2-3-9　两侧第一恒磨牙异位萌出
（箭头所指）

（1）异位萌出牙齿仅部分萌出或未萌出时，定期观察。如果相邻乳牙已无保留价值，可拔除后行间隙维持。

（2）如果第一恒磨牙和第二乳磨牙锁结不严重，第二乳磨牙牙根吸收不严重，可以用分牙的方法解除锁结。

（3）如果第一恒磨牙和第二乳磨牙锁结严重，可用腭弓式矫治器推磨牙向远中。

（4）如果第二乳磨牙早失，间隙丧失，可以用口外弓推磨牙向远中达到适宜位置后行间隙维持。

（5）上颌尖牙异位萌出时，及时拔除乳尖牙促使恒尖牙自行调整位置萌出，如不能自行萌出，考虑切开牵引助萌。

（6）下切牙异位萌出导致乳尖牙早失时，用舌弓维持下牙弓长度，防止邻牙向缺隙侧倾斜。

15. 新牙长出来了，旧牙不掉怎么办

恒牙已经萌出，相应位置的乳牙尚未脱落，叫做乳牙滞留。多因恒牙胚位置异常、萌出道异常或先天缺失所致。严重的乳牙根尖周感染也会导致乳牙牙根粘连而滞留。少数乳牙滞留是由于内分泌疾病引起的，如垂体和甲状腺功能不足。若先天缺失恒牙，滞留乳牙又不松动亦无病损，牙列不拥挤，可以保留乳牙。继承恒牙如牙根发育和牙胚位置都正常，可以拔除滞留乳牙，待恒牙自行萌出。上颌侧切牙舌向萌出并与下颌建立咬合关系者，需要正畸治疗。乳牙牙根粘连的患者拔除乳牙后需要密切观察恒牙萌出状态，如牙根基本形成但又无法正常萌出者需要正畸治疗。

16. 恒牙早长了怎么办

恒牙早萌是指在乳恒牙替换期间恒牙过早地萌出，此时恒牙牙根刚开始形成或尚未形成，多系其相对应的乳牙根尖周感染破坏了牙槽骨及恒牙胚的牙囊而使后继恒牙过早萌出，前磨牙多见，下颌多于上颌。早萌牙松动多伴有釉质发育不全。牙根形成不足 1/3，根呈开阔状。

早萌牙因无牙根或牙根很短易受外伤、感染而脱落。控制乳磨牙根尖周炎症是预防恒牙早萌的重要环节。如果恒牙已经萌出，则需根据早萌牙的松动情况，制定治疗方案。

（1）如早萌牙松动不明显，则可不阻萌，以观察为主，暂不做任何的处理。

（2）对于已经松动明显的早萌恒牙，用阻萌器阻止早萌牙萌出，定期观察牙根发育情况，如牙根已形成 1/2 以上时，可取下阻萌器让其萌出。

（3）对早萌牙局部涂氟，预防龋病的发生。

17. 恒牙迟迟不长怎么办

恒牙在应萌出的时期不萌而对侧同名牙已萌出时为迟萌，见图 2-3-10。多系恒牙胚位置异常、萌出间隙不足、乳牙牙根粘连、萌出道异常或缺乏萌出力而使恒牙被阻生在牙槽骨中。对于恒牙迟萌的处理：

（1）分析迟萌、阻生的原因，尽早拔除迟脱的乳牙、残根、残冠、多生牙，切除囊肿、牙瘤和致密的软硬组织。

（2）如恒牙牙根已形成 2/3 以上而萌出力不足，可用外科手术开窗、暴露牙冠并立即在牙冠上粘接钮扣或锁槽，同时借助活动矫治器的基托、唇弓上的拉钩或固定矫治器上的弓丝用橡皮圈、弹力线等进行牵引，引导切牙萌出。

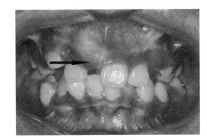

图 2-3-10　右侧中切牙迟萌

（箭头所指）

18. 为什么会出现睡觉磨牙

有些孩子晚上入睡后常把牙齿磨得咯咯响，这种睡着后习惯地、不自觉地咀嚼的动作，医学上称为夜磨牙症。夜磨牙是一种"干磨"，即在口腔内无食物，唾液也较少的情况下，上下颌牙发生摩擦，表现为睡眠中上下牙齿研磨或叩击，有时伴有声音，夜磨牙发生在熟睡时，自己并不察觉，所以也无法控制。那么，为什么会出现夜磨牙的情况呢？

（1）精神心理因素：近几年来，有关专家认为精神紧张是导致夜磨牙的原因之一。情绪紧张、过度疲劳、思想有压力或儿童白天玩得过于兴奋或过度紧张等，往往会造成晚上不能平静入睡，即入睡后虽然大脑皮质的大部分处于抑制状态，但仍有一部分处于兴奋状态，致使咀嚼肌收缩而发生磨牙。

（2）咬合关系不协调：咬合关系不协调被认为是磨牙症的另一个主要因素，在替牙期，大部分儿童由于咬合关系不协调，早接触点致使上下颌牙不能很好地吻合。正中𬌗的早接触是最常见的磨牙始动因素。

（3）肠道寄生虫：寄生虫的活动及其分泌的毒素、代谢产物进入人体内，刺激熟睡者大脑的相应部位，引起咀嚼肌痉挛或持续收缩，反射性地引起夜磨牙。

19. 夜磨牙怎么办

儿童时期是颌面部发育的重要时期，长期夜间磨牙可导致𬌗关系不稳定。夜磨牙症不仅影响儿童牙及牙弓发育，还可导致牙体硬组织的非生理性损耗。

长期夜磨牙，前牙的切缘磨耗，使牙齿变短影响美观；后牙牙齿咬合面磨成平板状，降低牙齿的咀嚼功能。此外，患牙可出现对外界酸、甜、冷、热的刺激有酸痛感觉，严重者可引起牙髓炎，还会引起殆创伤，造成牙周组织损伤而出现牙齿松动、食物嵌塞。若牙殆面严重磨损，可减少颌间垂直距离，下颌髁突位置后移，还可引起两侧咀嚼肌疼痛或疲劳感，双侧颞下颌关节弹响等症状。儿童时期是颌面部发育的重要时期，长期夜间磨牙可导致殆关系不稳定。

临床治疗夜磨牙主要是以减轻磨牙给口腔颌面系统带来的破坏，减轻肌肉关节的症状为目的，从病因入手，对症治疗。常见的治疗方法有以下几个方面：

（1）有夜磨牙症的孩子，家长要注意使其精神放松，尤其在睡觉前1～2小时，不要做一些紧张剧烈的活动。

（2）有牙齿排列不齐、咬合关系错乱的，要进行矫正。

（3）发现有肠道寄生虫，应当在医生的指导下驱虫。

（4）如果夜磨牙不能纠正，可到医院制作称为磨牙矫治器的"磨牙颌垫"。晚上睡觉时戴在上下牙之间，防止夜间磨牙和保护牙齿。

28

第三章　牙和颌面畸形的正畸治疗

第一节　正畸的基本知识

1. 正畸有哪些好处

虽然大多数患者都以改善外貌为主要的诉求，正畸治疗也往往以改善外貌为目的，但如果只是这样理解，就太局限了。正畸不仅仅是为了美观，纠正异常的口腔功能也是正畸治疗的主要内容之一。正畸治疗的主要作用有：

（1）改善面部美观：面部的协调美观对于个体的心理健康至关重要。我们常说的嘴突、龅牙、地包天等，都是错𬌗畸形的外在表现。儿童及青少年正处在人格形成时期，是心理发育的关键阶段。这些对于面貌的负面评价势必会对他们的人格及心理健康造成很大的影响。这种影响甚至可能会伴随人的一生，例如，有些人从来不敢大笑，因为错乱的牙齿让他们感到自卑。因此，由错𬌗畸形引起的面貌的不美观有必要通过正畸的手段来改善（图 3-1-1）。

29

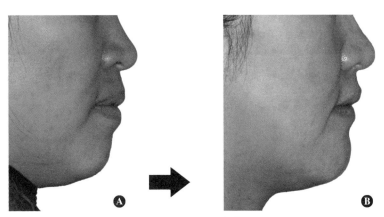

图 3-1-1　前突面型矫治前后对比

A. 矫治前；B. 通过拔牙矫治后

（2）改善口腔功能：错𬌗畸形不仅是一种形态的异常，而且还可伴有口腔功能的异常。这些功能异常不仅降低了咀嚼效率（如某颗牙和对颌牙咬不上，这颗牙的咀嚼咬合效率就会下降很多），还可能导致各种牙周疾病和颞下颌关节疾病，如牙龈退缩、牙齿脱落、颞下颌关节紊乱症等，见图 3-1-2。因此为了防止上述疾病的发生，错𬌗畸形需要通过正畸治疗。

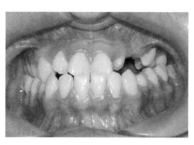

图 3-1-2　后牙反𬌗

这种错𬌗畸形会增加患颞下颌关节症的风险

（3）减小牙齿受外伤的风险：前突的上前牙更容易受伤折断（图 3-1-3），常见的一种情况是儿童在玩耍时不慎摔倒而损伤门牙。及时治疗前突的牙齿可减小这种风险。

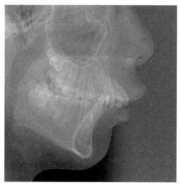
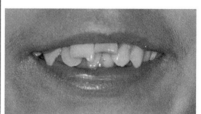

图 3-1-3　因外伤导致上前牙缺损

2. 正畸常见就诊流程大致是什么样的

大致流程如下（图 3-1-4）：

（1）初诊：明确有哪些问题，是否需要正畸。

（2）完成各项检查：包括影像检查、传染病排查（验血）、照相、取牙齿模型等。

（3）确定治疗方案：医生根据各项检查结果，制定适合的矫治方案。

（4）戴矫治器：即所谓的"初粘"。医生将矫治器安置在口中，这些矫治器产生的力作用于牙齿，使牙齿移动。使用固定矫治器时，医生会在牙齿表面粘接矫治器并将弓丝固定在矫治器上；使用透明牙套时，医生会在牙齿表面粘接树脂突（附件），并协助患者佩戴矫治器。此次就诊需要较长的时间。

（5）定期复诊：随着牙齿的移动和弹性辅助装置的老化，矫治器产生的力会逐渐衰减，所以需要由医生定期"加力"。同时，医生需要持续监控牙齿移动状况，以便及时对治疗方案进行调整。戴上矫治器后，固定矫治一般4～6周到医院复诊一次，透明牙套可适当延长复诊时间。

（6）拆除矫治器：医生经过评估，认为已经达到矫治目标并征求患者的同意后，将矫治器及附件取下。

（7）戴保持器：治疗结束后，戴用保持器以维持牙齿的位置，防止复发。目前较常见的压膜保持器、Hawley式保持器（见"保持"相关的问题）至少需要戴两年（第一年需全天戴，第二年可夜间戴），有些患者可能需要终身戴。

（8）定期复查：矫治结束后，需要定期到主治医生处复查，以便观察咬合是否稳定、是否有复发倾向，及时采取必要措施。

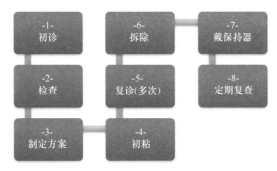

图3-1-4 正畸治疗大致流程

31

3. 正畸前需要做哪些检查，各有什么用

（1）影像检查：一般包括X线头影测量片（图3-1-5）、X线曲面断层片（图3-1-6）和锥形束CT（CBCT，图3-1-7）。有时还包括其他影像检查，如螺旋CT等。通过影像检查，医生可以看到骨骼及牙齿的形态、位置与发育状况，以及

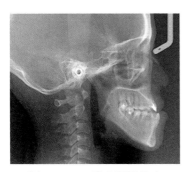

图3-1-5 X线头影测量片

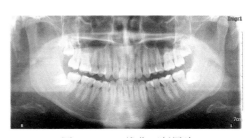

图3-1-6 X线曲面断层片

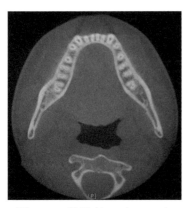

图 3-1-7　锥形束 CT（CBCT）

是否有牙体、根尖周、牙周疾病等，从而评估是否需要正畸治疗、进行何种治疗。X 线片等是医生制定治疗方案必不可少的重要依据。

（2）照相：包括口外像（图 3-1-8）和口内像（图 3-1-9）。这些照片不仅是医生诊断和制定矫治方案的重要依据，同时也是治疗前后进行对比的重要资料。

（3）取模型：医生先在口中取阴模，然后用石膏灌注模型，还原牙列形态。石膏模型可以使医生直观地观察牙齿排列状况，从而制定矫治方案，见图 3-1-10。同时，石膏模型也是进行治疗前后对比的重要依据。最新科技可以让我们采用口内扫描仪代替常规取模，或者在取模后通过模型扫描，获得数字化模型，见图 3-1-11。

牙科模型完整地还原了患者的牙列形态，是医生制定治疗方案的重要依据。

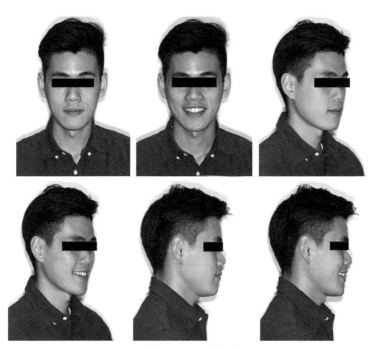

图 3-1-8　口外像

牙和颌面畸形就医指南

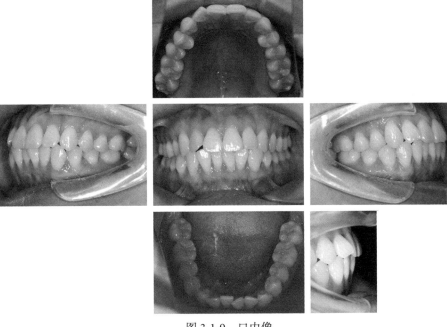

图 3-1-9 口内像

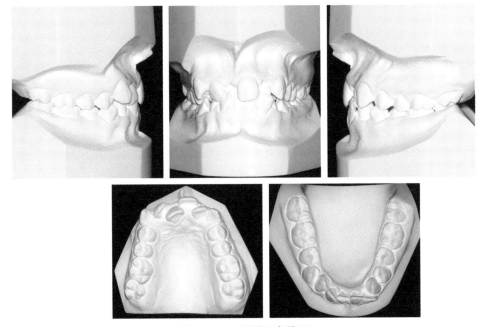

图 3-1-10 牙科石膏模型

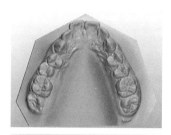
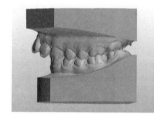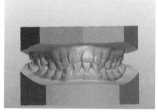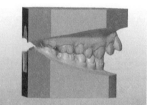
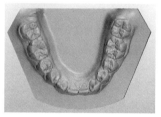

图 3-1-11　数字化模型

直接在患者口内扫描得到的数字化模型更加精确

4. 正畸包括哪些费用

正畸费用主要包括：

（1）检查费：影像检查、传染病筛查、照相、取模等检查的费用。

（2）方案设计费：医生对患者牙颌面情况进行分析，制定矫治方案的费用。

（3）治疗费：医生对患者的错𬌗畸形进行治疗的费用，这是正畸费用中的主要部分。

（4）矫治器费用：矫治过程中所使用的矫治器的费用。根据所选矫治器类型的不同，费用也不同。一般来说，唇侧固定矫治器、透明牙套、舌侧固定矫治器的费用依次增高。

（5）其他费用：矫治过程中所使用的附件及其他牙科材料等的费用。

（6）保持器费用：治疗结束后制作保持器的费用。

5. 正畸需要多长时间

治疗时间根据矫治难度、矫治器类型、患者配合程度、个体反应的不同而异，总疗程一般 1.5～2.5 年。一般来说：

（1）矫治难度越大，疗程越长。例如，拔牙矫治、推磨牙向后矫治因需关闭牙齿间的缝隙，往往比不拔牙矫治需要更长的时间（图 3-1-12）。再如，阻生牙偏离正常位置较多（图 3-1-13），往往需要花费更多的时间对其进行牵拉，疗程就会相应变长（图 3-1-13）。

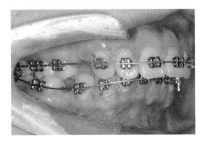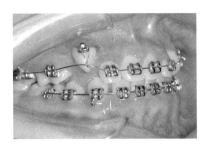

图 3-1-12　拔牙后关闭间隙，　　　　图 3-1-13　阻生牙偏离正常位置较多，
　　　　　　疗程相对更长　　　　　　　　　　　　　疗程相对更长

（2）患者配合度越高，疗程越短。例如，有时患者需要在口内挂橡皮圈以辅助矫治，患者若不按照医生要求按时挂橡皮圈，牙齿移动速度将会减慢，则疗程相应变长。再如，患者不遵医嘱啃食硬质食物导致托槽脱落，重粘托槽后需要返回上一治疗阶段，重新排齐牙齿，疗程必然变长。

6. 正畸前应该做哪些准备

（1）治疗口腔内其他疾病，主要包括：

1）牙体牙髓病：如龋病（图 3-1-14）、牙髓病、根尖周疾病等，是指牙齿本身的疾病。这些疾病轻则造成疼痛、影响美观，重则导致牙齿脱落、影响咀嚼功能。正畸的疗程较长，如不及时治疗这些疾病，疾病将会进一步发展，不仅给患者造成痛苦，而且会影响正畸的进程，甚至使得正畸治疗被迫改变方案。一种比较特殊的情况是正畸需要拔除的牙齿发生了龋坏，这时可不必治疗直接拔除（在没有急性炎症的情况下）。另外，牙体牙髓疾病的严重程度可能会影响正畸治疗方案的制定，所以对于较严重的牙体牙髓疾病，需在正畸前请牙体牙髓科医师评估其保留价值。

2）牙周病：牙周组织的健康是正畸治疗的先决条件。牙龈炎和牙周炎等相关疾病，对于正畸有很大的不利影响，见图 3-1-15。正畸治疗前应进行彻底的牙周基础治疗，口腔内无牙石、牙周组织没有炎症时，方可开始正畸治疗。

（2）了解正畸相关知识，调整心态：正畸治疗是一个漫长的过程，需要患者与医生的密切配合才能达成矫治目标。在进行正畸治疗前，患者应主动了解正畸相关知识及要求，养成良好的口腔卫生习惯。

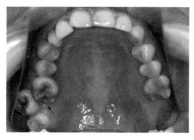

图 3-1-14　龋病（黑色箭头）

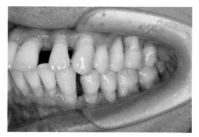

图 3-1-15　牙周炎导致牙槽骨吸收、
　　　　　　牙龈退缩

第二节　特殊情况的正畸

1. 埋伏阻生牙是否可以通过正畸解决

"没长出来的牙齿"在临床上很常见，我们将这类牙齿称为"埋伏阻生牙"，见图 3-2-1。埋伏阻生牙"藏"在软组织或硬组织内，没有可以利用的表面来粘接托槽或附件，因此为了将牙齿"拉出来"，我们需要在正畸前使用外科方法将软组织或硬组织切开（开窗术），暴露牙齿的表面。开窗术虽然是外科手术，但其仅需在局部麻醉下进行，创伤小、痛苦轻，是正畸辅助治疗中的常用方法（图 3-2-2）。

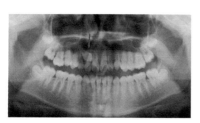

图 3-2-1　尖牙阻生（箭头所示）

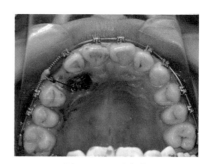

图 3-2-2　开窗术

一般来说，埋伏阻生牙距离正常的位置较远，牵拉过程中会有"很长的路要走"，且大多数情况下其他牙齿并没有给它留出足够的空间供其萌出，治疗时需先为阻生牙创造间隙。所以阻生牙，尤其是深藏在骨中的埋伏阻生牙，疗程会比一般的正畸治疗长。

　　需要注意的是，并不是所有的埋伏阻生牙都需要被牵出，对于一些对健康没有影响、不需要纳入正畸治疗的埋伏阻生牙，可暂时观察；一些对健康不利，且牵引无望的牙齿，或者是阻生智齿，可直接拔除。阻生牙的处理方法，应由正畸医生根据牙列的整体情况，经过充分全面的评估而决定。另外，也并不是所有的阻生牙都可以成功地被牵拉出来，因为阻生牙在治疗中更容易与骨发生粘连。一旦发生粘连，则牙齿无法移动，此时只能将其拔除。

2. 牙齿坏了需要拔掉，是否可以通过正畸治疗用邻牙替代缺失牙

　　临床医生需要根据缺失牙的位置及面型等决定是否可以通过正畸用其他牙替代缺失牙，具体情况有三类：

　　（1）第一或第二磨牙缺失，用其远中的第二或第三磨牙来代替。磨牙的牙根较多，非常稳固地植根于牙槽骨中，移动也相对困难。因此需使用辅助手段对其进行牵引，疗程也相对较长，见图 3-2-3。

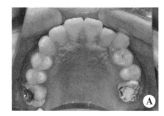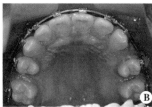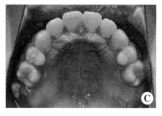

图 3-2-3　第一磨牙缺失邻牙替代缺失牙

A. 治疗前第一磨牙严重龋坏；B. 治疗中拔除后第二磨牙代替第一磨牙，第三磨牙代替第二磨牙；C. 治疗后

　　（2）中切牙缺失且需要通过拔牙来改善"嘴突"时，用侧切牙来代替中切牙。因侧切牙的形态明显小于中切牙，所以当侧切牙过小时，还需进行修复治疗（即在牙齿上套上人工牙冠或在唇面贴上片状的瓷修复体）以达到良好的美观效果，见图 3-2-4。

　　（3）侧切牙畸形或缺失，用尖牙代替侧切牙。此种情况也适用于需要通过拔牙来解决"嘴突"的情况。尖牙有较明显的牙尖，移动到侧切牙的位置后，往往需要分次调磨降低牙尖，以创造协调美观的微笑曲线，见图 3-2-5。

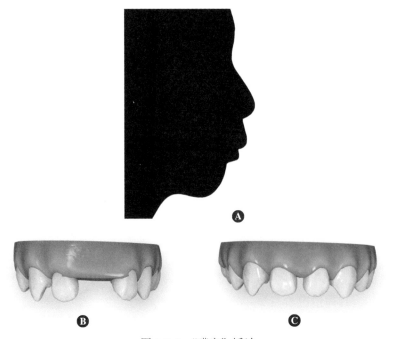

图 3-2-4 "嘴突"矫治

A. 患者上前牙严重前突；B. 中切牙因外伤拔除；C. 用侧切牙代替中切牙

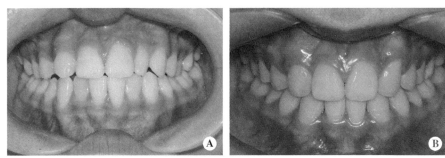

图 3-2-5 侧切牙畸形或缺失的矫治

A. 右侧侧切牙先天缺失，左侧侧切牙过小；B. 拔除侧切牙后，用尖牙代替侧切牙

3. 年龄比较大，可以进行正畸治疗吗

　　年龄本身并不是能否进行正畸治疗的决定因素，从理论上说，正畸治疗没有年龄限制。各种口腔疾病才是正畸治疗的"拦路虎"，而这些疾病发生的可能性往往随着年龄增加而增大。只要没有其他口腔疾病，或者疾病已得到良好的控制，都可以进行正畸治疗。

　　成年人的正畸治疗与青少年不尽相同。成年人的生长发育已经停止，只能利用牙齿的移动来进行治疗；另外，随着年龄的增加，口腔内的情况趋于复杂，发生牙齿磨耗（图 3-2-6）、坏牙、缺牙（图 3-2-7）、牙周病的概率逐渐增加，所以成年人的正畸治疗往往需要跨学科合作，由多个科室的专科医生共同进行治疗。

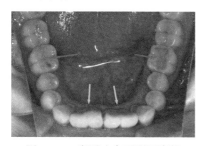

图 3-2-6 磨牙咬合面明显磨损

牙本质暴露（红色箭头），前牙为不良修复体（绿色箭头）

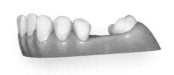

图 3-2-7 第一磨牙缺失后，第二磨牙
向缺隙倾斜

4. 有牙周病，可以进行正畸治疗吗

这取决于牙周炎是否得到了控制，以及牙槽骨剩余的量。如果牙周炎正处于活跃期，炎症将会持续地破坏牙周膜并"吞噬"牙槽骨，这时不可以进行正畸治疗。牙周炎患者需要在正畸治疗前进行彻底的牙周基础治疗，控制炎症，使牙周炎进入并保持在静止期，见图 3-2-8。在牙周炎得到控制后，还需要通过 X 线片来评估牙槽骨的情况。如果牙槽骨剩余的量足够，则可以进行正畸治疗。

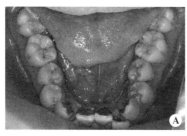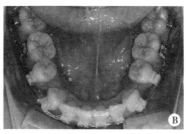

图 3-2-8 通过牙周基础治疗去除龈上、龈下的牙石

A. 治疗前，可见大量牙石堆积；B. 治疗后，牙石去除

需要注意的是，虽然牙周的炎症本身可以得到很好的控制，但是炎症导致的骨吸收却无法恢复，见图 3-2-9。当牙槽骨吸收过多、牙周膜面积过小时，需要专业的正畸医生和牙周医生一起评估能否进行正畸治疗。另外，牙周炎患者在进行正畸治疗时，需要使用更加轻柔的力量。

牙周炎患者在正畸治疗过程中需要高度重视口腔卫生的维护，谨防牙周炎复发。在正畸治疗过程中也需要定期就诊牙周医生，进行牙周情况的评估和牙周健康的维护。

图 3-2-9　牙周炎患者的牙槽骨吸收

绿色虚线代表牙槽骨原本的高度，红色虚线代表牙槽骨吸收后实际所剩的高度

5. 妊娠期、哺乳期能否正畸及其特殊的注意事项

妊娠期间可以进行正畸治疗，但是存在一定的风险：

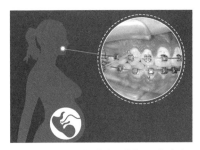

（1）妊娠期间由于体内激素水平的变化，牙周组织极易受到菌斑的影响而出现炎症和增生，而正畸治疗中所使用的矫治器将会大大增加维护口腔卫生的难度，见图 3-2-10。

（2）妊娠期间无法拍摄 X 线片，无法进行影像学的疗效评估，增加了正畸治疗的难度。

（3）妊娠期间由于骨组织的反应性变化，可能出现不可预测的治疗结果。

图 3-2-10　妊娠期间牙齿正畸治疗

（4）妊娠期间不可植入种植钉、不可拔牙，治疗可能被迫暂停或终止，疗效可能受到一定的影响。

因此，如果在正畸治疗前或者过程中开始妊娠，或有妊娠的计划，请务必告知医生，请医生评估是否可以进行（或者继续）正畸治疗。如果可以治疗，请高度重视口腔卫生的维护。

哺乳期可以进行正畸治疗，目前还未发现正畸治疗本身会对母亲及婴儿产生影响。局部麻醉药对乳汁的影响很小，如果不放心，可以把药物作用时段的乳汁挤掉之后再进行哺乳。

6. 做过根管治疗、装了瓷冠、受过外伤的牙能否正畸

牙齿的移动有赖于健康的牙周组织（主要是牙周膜及牙槽骨）。根管治疗及瓷冠主要涉及牙体及牙髓组织，一般不对牙周膜及牙槽骨造成影响，因此大多数情况下可以进行正畸治疗。同理，受过外伤的牙齿，只要没有发生牙齿与牙

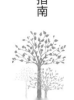

槽骨的粘连（粘连的牙齿不能移动），牙周膜是健康的，就可以进行正畸治疗（图3-2-11）。医生通过 X 线片可以看到牙周情况，从而评估是否发生了骨粘连（图3-2-12）。但需要注意的是，即使在正畸治疗前的检查中没有发现骨粘连，受过外伤的牙齿在正畸过程中发生不可预知的骨粘连的风险也会增加，治疗的结果可能受到一定程度的影响。

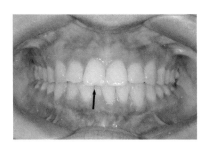

图 3-2-11　受过外伤的切牙（箭头所示）

患者自述其中切牙（箭头所示）有外伤史，临床检查可见切缘有缺损。这种受过外伤的牙齿，发生骨粘连的概率增加，因此需要在正畸治疗前进行评估，并在治疗中密切观察

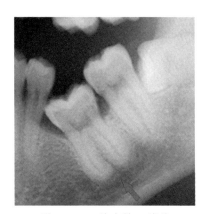

图 3-2-12　治疗前 X 线片

X 线片示第一磨牙牙周膜变薄、消失，疑似骨粘连。正畸治疗中该牙无法移动，证实发生骨粘连

41

7. 什么是颞下颌关节紊乱症，患有颞下颌关节紊乱症可以正畸吗

　　颞下颌关节紊乱症是口腔颌面部最常见的疾病之一，发病机制尚未完全明了。其主要临床表现为关节区疼痛或酸胀、运动时关节弹响（张嘴有响声）、下颌运动障碍（张不开嘴）等。多数属于功能失调，预后比较好，而有一部分关节病属于器质性病变，往往会造成关节髁突的吸收。

　　颞下颌关节病的病因有很多。第一个病因是精神因素，患者往往处在面临考试等高压力环境或者长时间处于紧张、焦虑的状态下，关节区的症状会比较明显。第二个病因是创伤因素，如曾受外力撞击、突然咬到硬物、张口过大（如打哈欠）等急性创伤；还有经常咀嚼硬食、夜间磨牙及单侧咀嚼习惯等。第三个病因是全身因素，例如类风湿关节炎患者往往伴发颞下颌关节紊乱综合征。第四个病因则是咬合因素，患者往往由于有咬合干扰（咬合过程中一些不该接触的牙齿接触了，造成咬合过程的干扰）或者

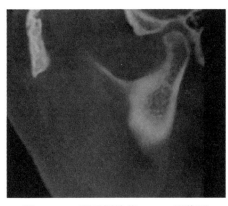

图 3-2-13　颞下颌关节 CBCT 影像图

一些类别的错𬌗畸形（如深覆𬌗）而造成关节区不正常的受力，久而久之产生症状。

在正畸治疗前，正畸医生往往会要求患者拍摄 CBCT（图 3-2-13）或关节片，一些情况下还会配合关节区磁共振检查来辅助诊断关节的情况，患者需要将自己的关节病史详细地告知医生，便于接下来治疗计划的制订。

第三节　矫治器（牙套）的选择

1. 常用矫治器有哪些

正畸的原理即是利用矫治器本身产生的作用力，或者矫治器传递的口周肌群力量，使畸形的颌骨、错位的牙齿及牙周组织达到形态的美观和功能的健康。因为力不会凭空产生，所以矫治器是正畸治疗中必不可少的一部分。

所谓的"牙套"，即正畸治疗所使用的矫治器，通常包括唇侧固定矫治器、舌侧固定矫治器、无托槽隐形矫治器和功能矫治器。它们的特点各不相同，针对不同的病例有各自的优势。

（1）唇侧固定矫治器：即人们常说的"钢牙"，也叫唇侧托槽，是粘在牙唇面用来传递弓丝力量的装置，见图 3-3-1。矫治期间需一直戴用，不可自行取下。"金属自锁托槽"是一种目前常用的托槽，它可以自己锁住弓丝，不需要结扎丝，因而更舒适，对黏膜刺激更小；摩擦力更小，排齐速度更快；整体更光洁，更容易清洁。另一种唇侧固定矫治器是"陶瓷托槽"，较金属透明，与牙色接近，因而更加美观。

（2）舌侧固定矫治器：是固定粘接在牙舌侧（背面）的矫治器，在社交中几乎完全看不见，吃饭时也不需要取下，方便、高效，见图 3-3-2。其矫治效果与唇侧固定矫治器一致，但是由于其技术难度大，而且多需要定制，所以费用较高。

（3）无托槽隐形矫治器：即"透明牙套"（如"隐适美"、"时代天使"等），是一种透明高分子塑料制成的活动矫治器，美观舒适，吃饭时可以取下，更利于清洁且更方便，对牙釉质、牙龈的健康最为有利，见图3-3-3。如果方案正确，技术使用得当，隐形矫治器与传统唇侧固定矫治器取得的疗效一致，而且隐形矫治器是针对个体定制、设计，治疗更加高效。隐形矫治因其对医生要求较高，且需个体定制，所以费用略高。

（4）功能矫治器：和其他几种矫治器不同，多用在生长发育高峰期的儿童。功能矫治器和其他几种矫治器的作用时间、作用机制有所不同，其选择需要听从医嘱，而不能根据美观、舒适等自我选择，见图3-3-4。

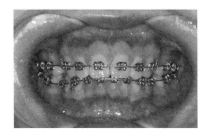

图3-3-1　唇侧固定矫治器

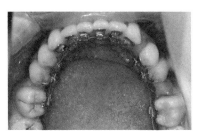

图3-3-2　舌侧固定矫治器

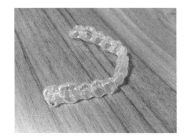

图3-3-3　无托槽隐形矫治器

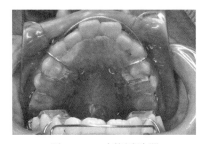

图3-3-4　功能矫治器

2. 有没有"看不见"的矫治器

目前，主流的隐形矫治包括陶瓷矫治器、舌侧矫治器和透明牙套三类，见图3-3-5。

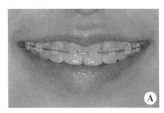
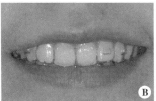
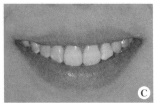

图3-3-5　三种"看不见"的矫治器

A. 陶瓷矫治器；B. 透明牙套；C. 舌侧矫治器

陶瓷矫治器与牙齿颜色接近，相较于金属矫治器来说不易被察觉，因而相对美观，但也不是完全看不见。真正"看不见"的矫治器只有舌侧矫治器和透明牙套。舌侧矫治器是固定粘接在牙舌侧（即背面）的矫治器，说话和微笑时完全看不到（部分人张口大笑时可以看到）。透明牙套则是一种透明高分子塑料制成的活动矫治器，它像一层塑料一样包在牙齿表面，不易察觉。舌侧矫治和透明牙套与常规唇侧矫治取得的疗效一致，但因技术更复杂，对医生要求高，且材料需个体定制，费用较高。

3. 唇侧矫治器是什么，有哪几种，有什么优缺点

唇侧矫治器根据材料不同，主要分为金属矫治器和陶瓷矫治器；根据弓丝安放方式，又可分为自锁和非自锁矫治器两大类。金属非自锁矫治器最普通，每颗牙都需要通过结扎丝来固定弓丝，较显眼；而陶瓷非自锁矫治器较金属更为美观，但也需要结扎丝结扎；金属自锁矫治器可以通过矫治器上的"盖子"锁住弓丝，不需要结扎丝结扎，因而更舒适，医生操作更简便，排齐速度也略快；陶瓷自锁矫治器则较为美观，且不需要结扎丝结扎来固定弓丝，同时满足美观、舒适的特点。以上 4 种类型托槽的价格通常依次增高，最终取得的疗效一致，区别主要在于治疗中的舒适度和美观性，见图 3-3-6 和图 3-3-7。

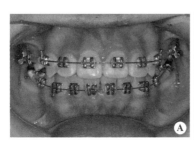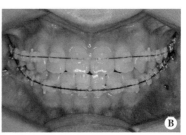

图 3-3-6　金属非自锁矫治器（A）与陶瓷非自锁矫治器（B）

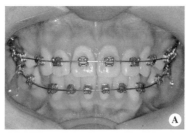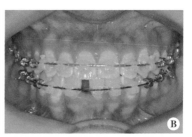

图 3-3-7　金属自锁矫治器（A）与陶瓷自锁矫治器（B）

4. 舌侧矫治器是什么，有什么优缺点

与传统唇侧矫治不同，舌侧矫治是将矫治器（牙套）粘接在牙舌侧（即背面）。目前临床上采用的舌侧矫治器（图 3-3-8）主要有非定制型和定制型两大类。非定制型是批量生产、均一形状，适用于多数人；定制型则是完全根据患者牙体解剖形态，通过计算机辅助设计和计算机辅助制造（CAD/CAM）技术量身定制的个性化矫治器。相对于非定制型，定制型的优点在于：底板与牙舌面完全匹配，因而粘接更牢固；不需要树脂底板因而更薄；设计时可避让牙龈，因而更加舒适。其缺点在于：需要个体定制，价格更高；治疗中若发生矫治器脱落丢失，必须由厂家重新制作，因而可能耽误治疗进程。总的来说，舌侧矫治器的优点为：①完全隐形；②不会造成唇侧牙面脱矿、龋坏；③无需自行摘戴，方便医生控制治疗进程；④目前理论与技术已基本成熟。而其缺点主要有：①佩戴初期可能影响发音，不适合于学习语言、练习声乐、吹奏乐器等人群；②相对于唇侧矫治器更难清洁，牙龈炎发生概率增加；③对矫治医师要求较高，且治疗费用较高。

由于舌侧矫治与唇侧矫治在理论、技术上都有一定的区别，因而只有专门进行过舌侧矫治学习的正畸医生才能开展这项工作。

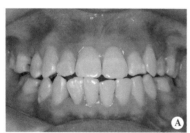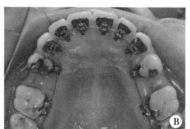

图 3-3-8　舌侧矫治器

A. 唇面观；B. 殆面观

5. 透明牙套隐形矫治器是什么，有什么优缺点

透明牙套隐形矫治器（图 3-3-9）是根据患者的个体牙列，通过计算机辅助三维诊断、设计、制造而生产出的一系列个性化的透明牙套。透明牙套美观舒适，可以随时取戴。患者通过按时佩戴、定期更换来达到矫治目的。其原理是先通过计算机模拟治疗的最终效果，再将整个矫治过程分为若干步骤，每一步即为一副牙

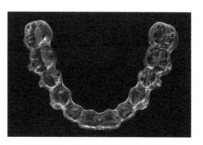

图 3-3-9　透明牙套隐形矫治器

套，通过牙套弹性形变而带动牙齿移动，直到移动到最终的目标位置。

透明牙套隐形矫治器的优点为：①几乎完全隐形；②不易造成牙面脱矿、龋坏；③可以取下，易于清洁，不会增加牙龈炎风险；④患者可自行更换，特殊情况下复诊时间可适当延长。其缺点主要有：①吃饭、喝热水、刷牙时可能需要取下，当粘接附件较多时，取戴可能不便；②对于严重拥挤、错位，需长距离移动牙等情况，对医师技术要求较高；③治疗费用较高。

6. 功能矫治器是什么

口腔是一个由牙、牙周组织、骨组织、颞下颌关节、神经肌肉等其他相关组织组成的、相互协调又相互制约的整体，在人的一生中不断发生多种形式的适应与改建，在生长发育高峰期尤为显著。功能矫治器主要是通过口腔的这种特点，消除影响口腔发育的不利因素，并主动地为其创造一个有利的生长环境，从而获得较理想的功能与形态，达到协调上下颌骨、牙–牙槽骨和软组织关系的目的。

功能矫治器主要适用于肌功能异常所引起的功能性错𬌗畸形，比如异常的唇肌或舌肌力量导致的错𬌗畸形，如伸舌吞咽可导致上下前牙不能咬在一起，即开𬌗；此外，也能矫治部分早期的骨性错𬌗。功能矫治器主要为活动功能矫治器，也有部分固定功能矫治器。应用功能矫治器的最佳矫治时间应在青春生长高峰期前一至两年，以利用自身的生长发育，达到有效而稳定的矫治目标。但目前也有研究表明，某些功能矫治器对于年轻成人也可能会产生一定的积极作用。不同的功能矫治器通过不同的结构和作用机制对口腔和面部产生影响，从而矫治牙性及骨性不调（图3-3-10）。例如，治疗乳牙反𬌗，可使用上颌可摘𬌗垫舌簧式矫治器；下颌后缩的患者，可使用固定式的 Forsus 矫治器等。正畸医师将充分考虑患者颅颌面生长特点，以采用最为适宜的功能矫治器和矫治方案。

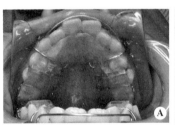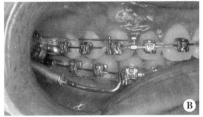

图 3-3-10　功能矫治器

A. 活动式；B. 固定式

第四节　正畸的注意事项和可能出现的并发症

1. 为什么有的时候正畸需要拔牙

通常有以下情况需要拔牙矫正：

（1）牙排列拥挤、错位严重：牙槽骨没有足够的空间容纳所有牙齿，因此需拔除功能上较次要的牙，以便其他牙排齐，恢复美观和功能（图3-4-1）。

（2）牙齿虽然排列整齐，但过于前突，造成唇前突，影响美观。此时需拔牙提供空间，将前突的牙内收，以建立正常前、后牙咬合关系，并利于唇退回正常位置，改善美观（图3-4-2）。

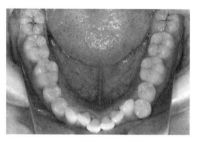

图 3-4-1　牙拥挤、错位严重

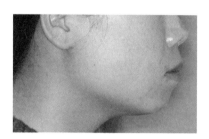

图 3-4-2　唇前突

（3）埋伏阻生牙：对于埋伏阻生牙（图3-4-3），一般有三种处理方式，即牵引、拔除和观察。如果是有必要保留的埋伏阻生牙，并且医生诊断确认有希望保留的情况下，一般需先通过正畸治疗准备间隙，外科"开窗"手术暴露阻生牙，再行牵引助萌。牵引阻生牙有一定风险，一旦发生骨粘连，则无法牵引萌出，只能拔除。如果是没有保留价值的牙，如畸形牙或牵引成功率太低的阻生牙，则可直接选择拔除。

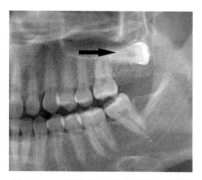

图 3-4-3　埋伏阻生的上颌第二磨牙
（箭头所指）

（4）智齿（第三磨牙）：即尽头牙，在某些情况下对口腔健康造成影响，如造成智齿周围牙龈红肿、发炎，导致其他牙齿发生龋坏、牙根吸收等情况，或者影响正畸治疗，则需要拔除（图3-4-4）。

（5）多生牙：多生牙常会引起正常牙的萌出障碍或错位，造成错𬌗畸形，对多生牙进行外科评估后，若符合拔牙适应证则应拔除。

（6）滞留乳牙：影响恒牙萌出者应当拔除，如成人牙列滞留乳牙，但对应恒牙先天性缺失或无法萌出到位，可暂保留（图 3-4-5）。

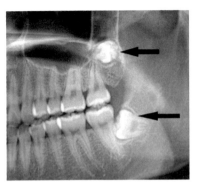

图 3-4-4　阻生的智齿（即阻生的第三磨牙，箭头所指）

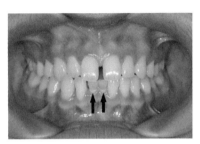

图 3-4-5　滞留乳牙（箭头所指）

2. 因正畸而拔掉正常的牙齿会不会影响健康

随着食物逐渐精细化，人类的颌骨发生相应的适应性改变，即颌骨退化——其体积变小，可容纳牙齿数量减少。而牙量的退化速度通常慢于颌骨，导致颌骨可容纳的牙齿数量相对小于实际牙齿数量，颌骨缺乏足够的空间容纳全部恒牙，最终导致牙列拥挤、牙齿阻生等错𬌗畸形。可以把人的颌骨比作一张长条板凳，有 8 个人等着坐这张凳子。以前这个凳子比较长，可以容纳 8 个人，所以大家坐上去都不会觉得拥挤；而现在，这个凳子短了，只能容纳 7 个人甚至 6 个人，却硬要坐 8 个人上去，所以大家都会觉得拥挤不堪。所以在这种时候，只能通过拔牙的方式解除拥挤。

正规的拔牙操作在矫治中很常见。拔牙本身风险很小，通常来说仅有出血、轻微肿胀和疼痛等反应，对健康没有影响。正畸治疗中，拔牙后的间隙多数情况下都会关闭，不需要再修复义齿。但拔牙毕竟是不可逆的操作，不能随便、轻易拔牙，需要根据正畸医生仔细分析后制定的方案拔牙。

3. "牙套脸"指的是什么，什么样的人容易发生

正畸学里并没有"牙套脸"这一概念。它是一种临床现象。"牙套脸"的易感人群主要是成年女性，其主要特征为：颊部变凹，颧骨变突出；太阳穴

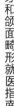

变凹；脸变瘦，法令纹加深。正畸治疗移动的是牙齿，并相应地改变牙槽骨形态，但无论如何改变不了颧骨等其他骨骼的高度。因此，"牙套脸"更可能是来自于软组织的改变。正畸治疗期间，由于牙齿移位、疼痛等原因，进食食物硬度下降，咀嚼运动减弱，肌肉、脂肪会有一定程度的萎缩。负责上提下颌骨的主要咀嚼肌是颞肌和咬肌。颞肌萎缩的直接后果就是"太阳穴变凹"。咬肌萎缩通常会使下颌角变柔和。颊部参与咀嚼或表情（笑容）的颊肌、颧大肌等，也都可能发生一定程度的萎缩导致颊部凹陷。另一方面，肌肉萎缩后，也会伴随脂肪的减少。因此，"牙套脸"主要源于肌肉萎缩和脂肪的减少，而且它本身也是一种增龄性变化。20 岁之后，即使没有正畸，面部脂肪也会逐渐减少。另外，即使没有进行正畸治疗，减肥、消瘦也会发生类似"牙套脸"的面部变化。对于颊部原本丰满的患者，这些脂肪的丢失其实是好事，会令颊部轮廓更分明。

　　"牙套脸"的易感条件为 20 岁以上、偏瘦、本身颧骨较高或太阳穴较凹。然而，即使是这样的人群，也没必要将"牙套脸"视为洪水猛兽。虽然正畸后颊部丰满度下降普遍存在，但绝大多数程度轻微，不易察觉，有些甚至反而对美观有利（如改善"婴儿肥"）。真正因为明显"牙套脸"影响美观的发生率其实非常低。当然，也应正视并接受"牙套脸"这一潜在风险，毕竟成人正畸有些副效应是很难完全避免的。但无论如何，只要治疗得当，正畸的综合效果通常是利大于弊（图 3-4-6）。

49

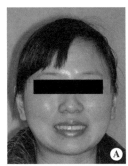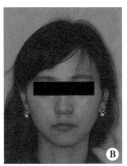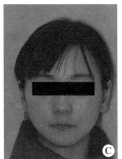

图 3-4-6 "牙套脸"的脸形变化

A. 治疗前；B. 治疗中；C. 治疗后

4. 如何防治"牙套脸"

　　肌肉萎缩和脂肪丢失是导致"牙套脸"的主要原因，正畸治疗期间应吃正常的食物而非只选过软的食物。可以多嚼口香糖或是"咬胶棒"（只要关节正常）

来预防肌肉萎缩。当然，这也要求正畸医师施力轻柔，减少患者疼痛。多做一些面部表情肌的训练，如笑容练习等，也有可能减少面部肌肉萎缩。其次，既然脂肪丢失也是主要原因，因此应适当增加脂肪摄入，保持正常体重。最后，在正畸治疗结束后，恢复了正常的咀嚼和表情，一段时间后"牙套脸"可能会有所恢复。此外，还可以通过面部注射来改善"牙套脸"。即使是从未进行正畸治疗的人，若发生类似"牙套脸"的增龄性改变，也可通过面部注射从而保持面部年轻化。

5. "黑三角"指的是什么，为什么会出现

牙龈乳头缺失、牙龈退缩使牙龈不能完全覆盖两个牙齿的牙颈部与接触点间的间隙，牙间出现黑色的三角形间隙，称为"黑三角"。若发生在前牙，它更多的是影响美观，发生在后牙主要会导致食物嵌塞。其主要原因除了随着年龄增长，牙龈乳头自然萎缩外，还有下述原因：

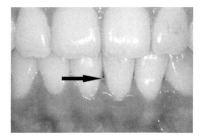

图 3-4-7　黑三角（箭头所指）

（1）在正畸治疗前、正畸治疗中若不维护好口腔的清洁卫生，不定期洁牙去除牙结石和细菌，患者（特别是成年人）可能会发生一定程度的牙槽骨吸收，牙龈萎缩，造成"黑三角"，影响美观，一旦发生，将无法逆转（图 3-4-7）。

（2）牙周情况存在个体差异。牙周生物型主要分为薄型和厚型。厚的牙周生物型，牙龈乳头看起来宽而扁，骨组织密实、牙周组织血供良好，有生物组织记忆性，牙龈不易萎缩。而薄的牙周生物型，牙龈乳头显得狭长，骨形态多呈扇贝状，更容易发生退缩（图 3-4-8）。

（3）牙齿形态异常，牙切缘形态过宽，或者拥挤错位失去牙间正常磨耗，牙齿就像铲子一样，导致接触点远离龈方，牙齿排齐后，原本被拥挤的牙齿"藏起来"的黑三角自然地显现出来（图 3-4-9）。

（4）牙根分散，未达到良好的牙根长轴平行。可通过对牙冠长轴的调整，使牙邻面接触点向牙龈方向移动，减小邻间隙，使龈乳头更易填满邻间隙。除了以上介绍的方式，还可以通过邻面去釉（IPR）、树脂修补、瓷贴面、牙周手术等方法改善黑三角。对这些方法的具体应用，请咨询医生。

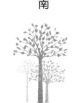

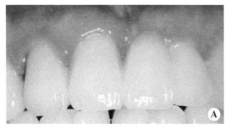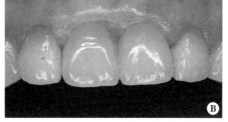

图 3-4-8　牙周生物型

A. 薄牙周生物型（牙龈乳头显得狭长）；B. 厚牙周生物型（牙龈乳头宽而扁）

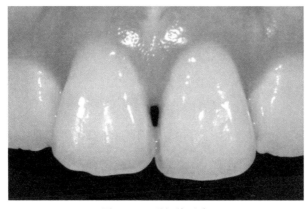

图 3-4-9　牙切缘过宽

第五节　正畸–正颌联合治疗

1. 哪些情况除了正畸治疗，还需要做正颌手术

　　错𬌗畸形一般可分为牙性和骨性。如果是牙性（只是牙齿的排列有问题），通常仅通过正畸治疗即可解决。如果是骨性（颌骨发育有异常），比如前突、后缩、长面、偏斜等，在程度轻微、对外貌影响不大的情况下，通常也可以选择单纯正畸进行"掩饰性治疗"，即通过正畸治疗使骨性畸形对外貌的影响有一定缓解。但在骨性畸形程度较重、严重影响外貌，而生长发育已基本完成的情况下，正畸治疗与正颌手术相结合（正畸–正颌联合治疗）是唯一的选择。正畸–正颌联合治疗一般分为三步：第一步是术前正畸，指先进行 1～1.5 年的正畸准备工作；第二步是住院接受正颌手术；第三步是手术后再接着完成术后正畸（图 3-5-1）。正颌手术目前发展已成熟，但任何手术都有其风险，因此需谨慎选择。

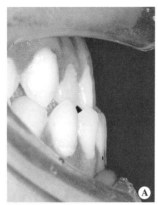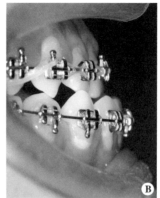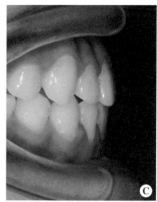

图 3-5-1　术前正畸治疗

A. 去代偿前；B. 去代偿后；C. 手术后

2. 正颌手术前一定要进行正畸治疗吗

　　严重的颌骨畸形，必然有复杂的咬合关系异常。患者可能同时还会并存牙列拥挤、间隙等错𬌗畸形改变。一般来说，如不预先处置这些问题，直接开始正颌手术，将会导致手术诊断设计复杂化，并可能带来包括增大手术创伤、增加手术难度、影响骨愈合等在内的多种副作用。因此，正颌手术前进行正畸治疗非常重要，其目的主要有：①去除牙齿代偿性错位和𬌗干扰，释放限制颌骨移动的因素；②平整牙弓𬌗曲线，协调上下牙弓宽度；③矫治牙列拥挤，排齐上下牙列；④拓展牙间间隙，分开牙根，便于骨切开术的顺利进行；⑤建立正常稳定的咬合关系，防止术后畸形复发。

　　当然，现在也有一种新观念，叫做"先期手术"或"早期手术"，是指针对那些骨骼畸形符合一定条件，或有其他因素需要提前手术的患者，可以先进行正颌手术，再正畸治疗；或者是在正畸治疗过程中早期手术。能否使用这项技术需要医生的判断，并需要医生具备高超的技能。

3. 想以最快的速度改变脸形，能否先做正颌手术，再做正畸治疗

　　术前正畸治疗对于正颌手术的顺利进行是非常重要的。虽然先做正颌手术，再做正畸治疗可以使颜面外观迅速改变，且可避免术前去代偿可能导致牙性畸形的加重，但通常来说，正颌手术前都需进行正畸治疗以解除牙列拥挤，排齐上下牙列；平整牙弓，协调上下牙弓宽度；拓展牙间间隙；去除牙齿代偿性错位和咬合干扰，建立正常稳定的咬合关系。如果先进行正颌手术，则无法利用咬

合关系引导定位术后颌骨位置，且术后咀嚼时必须戴用手术殆板，在术后正畸治疗中通常须使用骨支抗系统。当然，部分情况下，如果患者本身牙齿排列较整齐，且牙齿代偿性错位很轻，而颌骨问题较严重时，经过医生分析诊断，确定可以先做手术时，也可考虑先做手术，术后再行正畸治疗。

4. 做正颌手术，可以戴隐形矫治器吗

正颌手术并不影响正畸矫治器的选择。和普通正畸治疗患者一样，手术患者可以选择半隐形的陶瓷托槽、不易察觉的透明牙套或者是完全隐形的舌侧矫治器等"看不见"的矫治器来进行正畸治疗。目前，选择透明牙套进行正畸治疗配合正颌手术，还可通过计算机辅助设计和制造技术制作个性化的数字化手术导板，从而使正颌手术更加精准。因此，矫治器的选择并不影响手术的进行和手术的效果。

第六节　正畸治疗中的常见问题

1. 正畸过程中如何维护良好的口腔卫生，如果没有做好口腔清洁有何危害

口内唾液含有多种成分，其中的矿物质在细菌的作用下，会逐渐沉积在牙面上，形成"牙结石"和"软垢"。其形成主要与口腔清洁不当，口腔内细菌的作用及矿物质的沉积有关。牙结石对于口腔而言是一种异物，会不断刺激牙周组织，影响牙龈的血液循环，导致牙龈发炎红肿、刷牙出血等问题，并进一步造成牙周组织不可逆的破坏，最终将导致牙齿的松动和脱落。牙列不齐的患者，口腔内一些拥挤的牙齿得不到良好的清洁，更容易形成牙结石。

开始正畸治疗之后，戴上托槽和弓丝，刷牙变得更加困难，进一步加速了牙菌斑的沉积和牙结石的发生。软垢沉积在牙面上，轻者会导致牙齿脱矿，出现白垩色斑块，久而久之则会形成龋坏（虫牙），影响口腔健康和美观。因此每次进食后必须用弹性较好的牙刷认真清洁，使用牙线清洁牙齿的相邻面。必要时使用牙间刷、漱口水。刷牙只能清洁掉牙上的菌斑，不能将坚硬的牙结石清除掉，只能通过洁牙的手段去除，因此建议定期洁牙。如果清洁不佳，牙面会脱矿、龋坏、疼痛；牙龈会红肿、出血、萎缩、产生异味，不但影响正畸疗效，还会损害健康（图3-6-1）。口腔卫生极端不良的患者甚至可能要中止正畸治疗。

需要强调的是，每次进食（包括三餐和吃零食）后，必须立即刷牙，并仔细检查矫治器周围是否残留有食物或白色软垢。对于特别易发龋坏、尤其是邻面龋坏者，需要学习在佩戴牙套的情况下使用牙线。

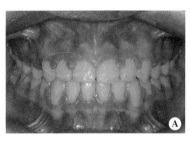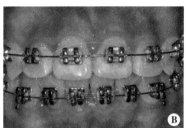

图 3-6-1　口腔清洁不良

A. 牙龈增生；B. 牙面脱矿

2. 如何才能不掉托槽，万一掉了怎么办

在固定矫治过程中，牙齿的移动是金属丝（专业名称：弓丝）结扎在粘接在牙齿表面的矫治器（又叫托槽，俗称"钢牙"）上，从而使力传递到牙齿上。因此，托槽处于正确的位置对于正畸治疗的效率及效果都极其重要。托槽是通过一些牙科专用的粘接剂粘接在牙面上。虽然其牢固程度足以承受弓丝的作用力，但患者如果进食较硬较脆的食物，可能会磕到托槽而使其从牙面脱落。托槽一旦从牙面脱落，牙就会失去力的作用，因而影响矫治的进度。因而在正畸治疗的过程中，患者需要多加小心，尽量避免托槽的脱落。要避免托槽的脱落，最重要的是在吃东西的时候细嚼慢咽，同时进食较软的食物。最需要避免的则是吃东西时的啃食动作，避免食用坚硬的食物，比如排骨、大块的苹果、甘蔗等。一旦托槽不慎脱落，应该尽快联系正畸医生，根据情况决定是否需尽快前来重新粘接。许多患者由于担心托槽的脱落，在刷牙的时候也不敢用力。其实，正常力度的刷牙操作是不会使托槽脱落的，患者切勿因噎废食，由于担心托槽的脱落而不注意口腔清洁的维护；但仍需注意，刷牙时应注意避免坚硬的牙刷柄撞击托槽造成脱落。

3. 正畸治疗过程中饮食应注意什么

正畸治疗的过程中，由于托槽由粘接剂粘接在牙面上，食用较硬食物容易导致其脱落，影响矫治的进度及效果。另外，矫正过程中由于牙的移动，往往会使患者

54

产生牙齿酸痛的感觉，咀嚼效率有所下降。因此，在饮食上，应该注意以进食软食为主，绝对禁止吃带骨的食物，包括排骨、螃蟹、带骨的鸡肉和兔肉等；禁止吃带核的水果，如枣、桃等；不能吃大块的食物，特别是不能啃苹果、梨等水果，可切成小块后用大牙嚼；不能吃硬的食物，如甘蔗、牛肉干、胡豆等。此外，在进食过程中做到细嚼慢咽——吃的时候慢慢咬，如果有硬物撞到托槽，能感觉压力，可及时避免；用勺子吃饭时注意避免勺子撞击托槽。同时，应当避免进食一些过黏的食物，例如年糕等，避免钢丝和托槽因为这些食物的黏着力而移位。

正畸治疗过程中，口腔清洁的维护变得相对困难，在饮食上应注意少进食高糖分的食物，例如饼干、蛋糕及含糖量高的饮料如可乐等，一旦进食，应立即进行口腔清洁，避免发生牙齿龋坏。在注意避免食用上述食物的同时，患者也应该注意营养的均衡，多补充维生素，从而减少正畸过程中口腔溃疡的发生。

4. 正畸治疗过程中为什么需要使用支抗钉

支抗钉即微种植钉，其由金属材料制作而成，安全可靠。其尺寸根据不同规格，直径为 1.0～2.0mm，长度为 5～11mm，在正畸临床过程中被广泛使用，见图 3-6-2。当正畸医生需要移动部分牙齿而又不希望其他一些牙齿移动时，往往会采用这种装置。在正畸治疗中，若使用支抗钉对希望移动的牙齿施加正畸力，就可以避免牙齿与牙齿之间对拉

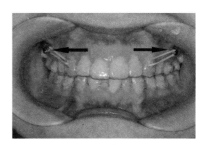

图 3-6-2　支抗钉示意图（箭头所指）

55

时的反作用力。例如，当前牙严重前突畸形的时候，多需要拔牙矫治。用支抗钉来整体内收前牙，减少后牙向前移动，从而达到解决前牙前突的问题。使用这种装置能大大提高矫治效果及效率。支抗钉的植入操作使用局部麻醉，操作微创，耗时少，不适感小，植入后无特殊注意事项。完成治疗后取出支抗钉，一般无明显不适，无需麻醉，1 周左右黏膜即愈合。值得注意的是，支抗钉可能会存在松脱的风险，这时需要正畸医生根据情况，更换区域重新植入支抗钉或选择一些其他的方式来进行治疗。

5. 正畸治疗过程中为什么需要使用橡皮筋

在正畸治疗中，橡皮筋作为一种常用工具被广泛使用，其可用于调整

咬合接触，关闭拔牙间隙，矫正锁𬌗、开𬌗等，对于患者的矫治起到了关键的作用，见图3-6-3。由于橡皮筋是由患者自行摘戴的，因而治疗效果完全取决于患者的配合。在使用橡皮筋的过程中，首先应当听从医生的指导，在正确的位置挂正确型号的橡皮筋，不可不遵医嘱，随意增减橡皮筋的个数。通常橡皮筋应在除吃饭、刷牙之外的全天时间内戴用。由于橡皮筋受力后作用会衰减，因此每天需要更换一次新的橡皮筋，并随身携带备用橡皮筋以备不时之需。在戴用橡皮筋的过程中应避免大张口对颞下颌关节造成负担。如有不适，应及时告知自己的正畸医生，以便根据情况调整所用的橡皮筋型号。

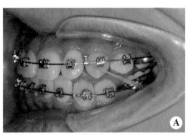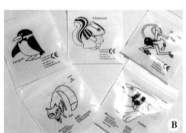

图 3-6-3　橡皮筋

A. 口内使用橡皮筋；B. 各种型号橡皮筋

6. 使用透明牙套隐形矫治牙齿过程中有哪些注意事项

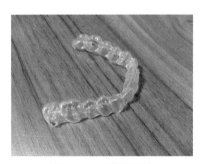

图 3-6-4　透明牙套

（1）摘戴方法：戴——从前往后；取——从后向前，由里往外。摘戴困难的患者可以购买摘取钩，辅助摘取牙套。每次更换新矫治器的时间最好选择在周末晚上睡觉前，应配合咬胶棒使之完全就位，尤其是个别不贴合部位，见图3-6-4。咬胶也应放在盒内随身携带。若矫治器未完全就位，牙移动会出现偏差，且偏差会远来越大。

（2）时间要求：除进食、刷牙、使用牙线等个别情况摘除外，其他时间必须戴用。隐形牙套只有在佩戴时会发挥矫治作用；不佩戴，错𬌗畸形会迅速反弹。牙套是按一定顺序逐步移动牙齿，必须要按照医嘱佩戴及更换。牙套更换的频率需严格遵从医嘱，并且千万不可无顺序混乱佩戴牙套。

（3）饮食禁忌：除了得到明确医嘱时，一般不能戴着牙套吃东西。质硬的食物易造成矫治器的损坏，含有色素的食物会使牙套着色，喝碳酸饮料会使牙套和牙齿均受损，后果很严重。

（4）附件粘接：根据矫治需要，常常会在某些牙齿上粘接一些小的、与牙齿颜色相同或接近的附件，见图 3-6-5。这些附件和牙齿颜色几乎一致，所以几乎是看不见的。取下牙套进食时，千万不要啃骨头或吃其他硬的食物，以免附件脱落影响疗效。若万一附件脱落，应尽快询问主诊医生是否需要重新粘接。

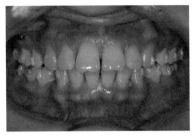

图 3-6-5　透明牙套附件粘固于牙齿上

（5）复诊要求：佩戴牙套期间需要医生的严格监控，请务必按医嘱定期复诊。若不按约复诊，医生将无法保证矫治效果。因故改期或延期治疗均应获得主诊医生的同意。对于连续超过 3 个月无故不复诊者将视为自动放弃治疗，由此产生的后果需患者自行承担。

（6）特别说明：如果停戴 2～3 天，由于牙齿反弹，牙套可能无法戴入，此时须携带近期的牙套及时到医院尽量补救。如果最终牙套仍无法完全就位，则须重新取模，重新启动治疗，并需要补缴治疗费用。有些情况下，还可能需要对已有牙套的设计进行一些修改，或者可能再增加新的牙套。在必要情况下，医生不排除配合使用常规固定矫治器。但这种情况通常只用于后牙局部，对美观没有什么影响。

7. 什么是邻面去釉，为什么要进行邻面去釉

邻面去釉是正畸中常用的方法，通常是使用片磨砂条或高速车针去除牙体邻面的部分牙釉质，其目的是为了提供牙齿移动排齐所需的间隙，并可对邻接关系异常的牙进行改形（图 3-6-6）。患者在被告知需进行邻面去釉的时候往往有一些担忧，比如担忧磨除部分的牙体组织是否会对牙齿有一定程度的伤害。其实，牙齿邻面的牙釉质厚度为 0.75～1.25mm，而邻面去釉的厚度通常每个邻面少于 0.25mm，因此对牙齿不会有太大的损害。对于高患龋风险的患者，正畸医生会在去釉的区域进行涂氟，以保护牙齿。当然，患者也要注意口腔卫生，养成使用牙线清洁牙齿邻面的良好习惯。

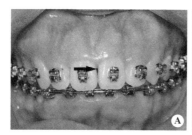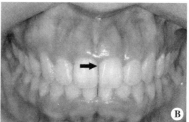

图 3-6-6　使用邻面去釉减少黑三角

A. 邻面去釉前；B. 邻面去釉后，完成正畸

8. 正畸治疗一般需要多久

　　在正畸治疗前，正畸医生将会结合患者的主诉、照片、模型及 X 线片（图 3-6-7A）对患者口内情况进行全面的评估，制定出适合患者的治疗方案。治疗往往根据情况选择不拔牙矫治和拔牙矫治。对于一些乳牙或替牙列期的简单错𬌗畸形，一年左右时间即可完成治疗。对于成年患者，一般来说非拔牙治疗时间在两年以内，而拔牙治疗时间往往会超过两年（图 3-6-7B）。对于一些疑难的情况，所需时间将会更久。因此，正畸治疗的时间往往因人而异，无法一概而论。除了错𬌗畸形的类型不同对正畸治疗的时间有较大影响，患者配合程度的好坏也是影响治疗时间长短的决定性因素之一。短时高效地完成正畸治疗有赖于正畸医生及患者的共同努力。

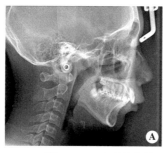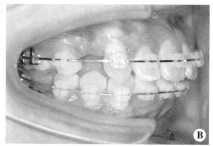

图 3-6-7　正畸治疗的时间是根据患者的具体情况决定的

A. 正畸治疗前需拍摄 X 线片；B. 拔牙矫治所需时间相对较长

9. 正畸过程中能嚼口香糖吗

　　正畸过程中可以嚼口香糖，其有以下三方面的好处：

　　第一，嚼口香糖可以帮助清洁口腔。进食后，肯定会有食物残渣滞留在矫治器周围和牙面、牙间，此时最好的方法当然是刷牙，但在某些不方便刷牙的情况下，嚼口香糖也是一种有益的替代。

第二，嚼口香糖可帮助缓解正畸疼痛。正畸患者都有体会，加力后3～7天内，牙疼痛明显。这是因为牙周膜受到持续压力后表达了各种炎症因子，并造成局部细胞坏死。嚼口香糖可以让牙齿产生轻微振动，促进局部血液循环，减少牙周膜细胞坏死，从而减轻疼痛。

第三，嚼口香糖还可能促进牙移动。如上所述，嚼口香糖能让牙齿轻微振动，不仅减少了牙周膜细胞的坏死，缩短了牙移动的"停滞期"，而且有利于加速牙周组织改建的完成，进而促进牙移动。

值得注意的是，在嚼口香糖的过程中也应该注意小心避免托槽及钢丝由于黏着力的作用而发生脱落或移位。

10. 为什么在正畸治疗前、正畸治疗中及正畸治疗后要进行洁牙

我们的口腔内存在一种称为牙结石的物质，其形成主要是与口腔清洁不当、口腔内细菌的作用及矿物质的沉积有关（图 3-6-8）。牙齿不整齐的患者由于牙齿的某些部位不易清洁，更容易形成结石。而且一般大家刷牙的方法并不规范，时间也太短。开始正畸治疗之后，戴上托槽和弓丝，牙变得更难刷，进一步加速了牙菌斑的沉积和牙结石的发生。而隐形矫治的患者，也不要掉以轻心，戴上透明牙套后唾液的自洁作用下降，一样会导致牙结石的沉积。而正畸治疗后，拆除了矫治器，更应进行一次洁牙，以清除矫治过程中无法彻底清洁的牙菌斑和牙结石，维护牙周健康。

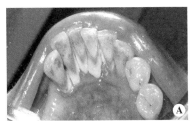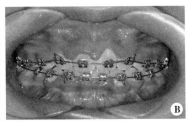

图 3-6-8　牙结石和牙龈炎

A. 牙结石；B. 正畸过程中由于口腔卫生不佳导致牙龈炎的发生

牙结石并不是口腔内的正常结构，它对于机体而言是一种异物，它会不断刺激牙周组织使其"发炎"，并且影响牙龈的血液循环，导致牙龈红肿、刷牙出血等问题，并进一步导致牙槽骨不可逆的吸收，最终将导致牙齿的松动和脱落。

此外，在正畸治疗前、正畸治疗中若不做好清洁和定期洁牙，去除牙结石和细菌，患者（特别是成年人）可能会发生一定程度的牙龈萎缩，造成黑三角，影响美观，这是由于牙槽骨吸收造成的，一旦发生，将无法逆转。

11. 正畸治疗过程中会出现哪些不适，如何缓解或解除

正畸治疗的过程中往往会伴有一些不适的症状，在正畸治疗前有必要了解这些常见问题及其解决措施，这对于成功的正畸治疗至关重要。

（1）疼痛：在加力及牙移动的过程中牙齿会有轻微的酸痛，尤其是在每次复诊更换新的弓丝或加力装置后。这是正常的现象，患者会随着治疗的进行逐步适应。不建议患者在有轻微疼痛的时候就服用止疼药，有研究表明止疼药中的一些成分可能会减慢牙齿的移动。

（2）结扎丝扎嘴：在使用固定矫治技术时，可能会发生结扎丝翘起扎嘴的情况（自锁托槽由于不需结扎，不会发生此种情况），可用钝头工具（如筷子）将其压入横向弓丝下方。患者还可自行购买"黏膜保护蜡"，敷在扎嘴的矫治器上。

（3）弓丝扎嘴：在钢丝排齐及关闭间隙过程中，可能会发生弓丝末端过长或者弓丝意外折断后扎嘴的情况，可以临时用口香糖或黏膜保护蜡贴在尖锐处，并尽快前来医院处理。即使主诊医生不在，也可请值班医生处理。如夜间突发上述状况，可到就近医院急诊科处理。这里需要说明的是，在关闭拔牙间隙的过程中，由于前牙与弓丝一起向后移动，弓丝末端的伸长是正常现象。伸长即表明牙齿正在向预期的方向移动，遇此情况不必顾虑。

12. 正畸治疗需要多久复诊一次

对于传统的固定矫治而言，通常需要 1 个月来医院进行一次复诊，完成加力或其他调整工作。值得注意的是，一般来说，复诊时间不应该短于 1 个月，这一复诊时间是根据牙周膜及牙槽骨的改建特点所决定的。欲速则不达，忽视原则缩短复诊时间往往会使牙移动速度减慢甚至损伤牙周健康。

而对于隐形矫治器而言，由于每一步的矫治器是事先生产出来的（图 3-6-9）复诊时间可以灵活调整。进展顺利的患者，复诊时间可以在 4～6 周。医生复诊主要需要检查牙齿是否按照预先设计的方案移动，以及邻面去釉量是否足够，附件是否脱落等，但对于一些移动难度很大的牙，一旦附件脱落可能需要立即重新粘接，复诊时间可能需要相应缩短。

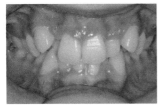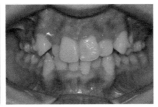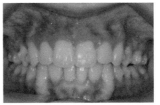

图 3-6-9　同一名患者正畸治疗的过程

第七节　正畸治疗结束、复发及保持

1. 什么是保持器，正畸结束后为什么要戴保持器，需要戴多久

正畸完成后，牙齿的移动虽已到位，但牙根周围软、硬组织的改建尚未完成，包绕牙根的纤维尚处于扭曲、拉伸状态，它们会将牙齿拉回到原来的位置（即复发）。为减少或避免复发，在摘除矫治器后，还必须戴用一定时间的保持器以保持矫治的效果，直到牙周组织改建完成（图 3-7-1）。保持的时间因人而异，通常至少需 2 年。对于常见的压膜式透明保持器，第 1 年需全天戴用，第 2 年仅需夜间戴用。一些特殊情况，如严重扭转牙、开𬌗等，保持时间会更长，甚至需要终身保持。保持期间仍需定期复查，直到医生同意，方可结束保持。

61

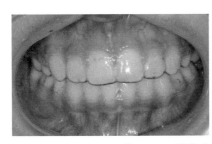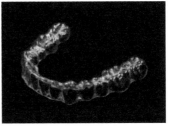

图 3-7-1　压膜式透明保持器

2. 保持器有哪几种常见类型，有什么区别

目前临床常见的保持器主要有压膜式透明保持器、舌侧丝保持器及 Hawley 保持器。

压膜式保持器是直接取患者口内模型压制而成，由于它透明、不影响美观，在临床上被广泛应用，其缺点主要是容易遗失及相对易坏。

舌侧丝保持器一般粘接于前牙的舌侧，见图 3-7-2。不影响美观，不需要取戴，对口腔功能影响小是它的优点，但是舌侧丝在一定程度上会影响口腔卫生，所以患者应格外注意口腔的清洁。

　　Hawley 保持器是一种可摘的保持器，由钢丝充胶制作而成，见图 3-7-2。它具有防止牙齿的舌腭向复发、前牙唇向复发、扭转复发的作用，常与透明保持器一起使用，即夜间戴 Hawley 保持器，白天戴透明保持器。

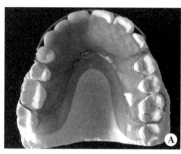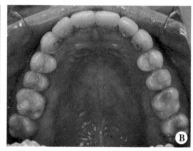

图 3-7-2　Hawley 保持器（缺牙间隙处附美观义齿，A）舌侧丝保持器（B）

3. 正畸结束拆除矫治器的常规流程是什么

　　在签署矫正结束知情同意书后（未成年人需要监护人代为签署），拆除牙上的托槽（佩戴隐形矫治器的患者则是磨除牙面上的附件），磨除牙面上残留的粘接剂并抛光。若患者植入了支抗钉，需要取下支抗钉。然后进行结束的面部及口内像拍摄，取模制作保持器，并拍摄全景片、头侧位片及 CBCT 等，以方便医生进行结束后的测量分析。

4. 正畸结束一般多久复诊一次

　　矫治结束后，并不是说就可以不到医院来了。因为牙齿矫正完成后有回到原来位置的倾向（即复发倾向），所以不仅要好好佩戴保持器，同时还要定期检查牙齿的状况，是否有复发，是否有龋病、牙周病等问题，并定期进行洁牙。

　　第一年一般 3 个月左右需要前来复诊一次，观察口内情况，第二年可延长为半年复诊一次。但若是保持器损坏，应立即联系自己的主管医生进行重新制作或就近找医疗机构进行制作，防止复发。

5. 正畸治疗后为什么会复发，复发后应该怎么办

　　复发的原因有很多种。刚进行完矫正，牙齿周围的牙周间隙和牙周纤维还没有建立新的平衡，牙在新的位置上不稳定，另外，面部肌肉的平衡尚未建立，

一些口腔不良习惯没有戒除，智齿的前倾和水平阻生，都会导致矫治结束后的复发（图 3-7-3），所以患者一定要遵医嘱佩戴好保持器，戒除口腔不良习惯，根据情况拔除智齿，避免复发。

　　若发生轻度的复发，且不影响美观和功能，可不进行干预；若发生严重的复发，医生会根据情况选择进行片段弓矫治或进行二次正畸治疗。

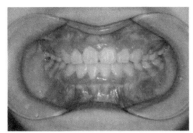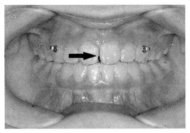

图 3-7-3　正畸结束后中切牙间隙复发（箭头所示）

第四章　牙和颌面畸形的手术治疗

第一节　相关解剖结构

1. 下颌骨

下颌骨是人的颌面骨中唯一可以活动的骨头，见图 4-1-1。美的线条和其他一切美的形体都必须有对称的形式，下颌骨若是形态不对称、大小异常，则会对面形造成极大的影响。

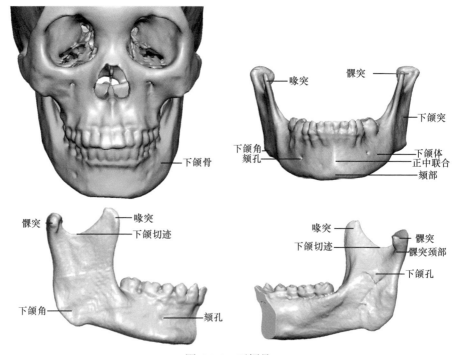

图 4-1-1　下颌骨

下颌骨大体上分为下颌体及下颌支，下颌体下缘与下颌支后缘相连接的转角处称为下颌角，两侧体部在正中联合。

下颌支几乎垂直于下颌体，上方有 2 个骨性突起，后方为髁突，前方为喙突，两者之间的凹陷为下颌切迹。颧骨骨折的时候会压迫喙突，影响下颌的运动。下颌支内侧中部有一下颌孔，有颊神经、舌神经及下牙槽神经经该孔进入下颌骨，是下颌神经阻滞麻醉位点，见图 4-1-2。此孔前下方有一个锐薄的三角形小骨片，称为下颌小舌。下颌孔在下颌骨内部向前下延伸形成管道，称为下颌管，其间有下牙槽神经、血管走行。下颌管在第一、第二前磨牙下方向外侧穿出，称为颏孔。

下颌骨骨折是颌面骨折发生率最高者，常在正中联合处、颏孔处、下颌角处、髁突颈部。若是早期的骨折处理不当，轻者引起咬合错乱，重者则引起下颌骨畸形（常见于儿童时期下颌骨骨折）。

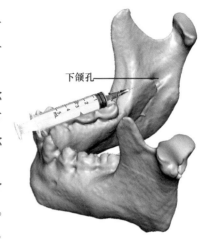

下颌孔

图 4-1-2　下颌神经阻滞麻醉示意图

2. 髁突

髁突呈梭形，前后径短，内外径长。髁突内外两侧突起分别称为内极、外极，当大张口时，可以在耳前触及髁突外极。髁突顶端内外走行的骨性隆起称为横嵴，将髁突分为前斜面与后斜面，见图 4-1-3。

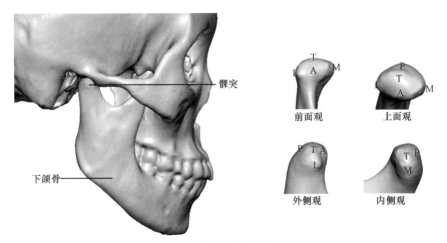

髁突

下颌骨

前面观　　　上面观

外侧观　　　内侧观

图 4-1-3　髁突

L. 外极；M. 内极；T. 横嵴；A. 前斜面；P. 后斜面

髁突向下迅速缩窄形成髁颈，显得较细，是下颌骨骨折的好发部位，当一侧髁突骨折时，耳前区会有明显的疼痛肿胀，手指深入外耳道或在髁突部位触诊，若张口时髁突运动消失了，则可能有骨折段的移位。髁头上为颞下颌关节盘的关节面，髁突是颞下颌关节的重要组成部分。当关节盘–髁突这一有机复合体出现结构关系的异常改变时，常常会导致颞下颌关节紊乱，主要表现为开闭口异常、疼痛、弹响，还可以伴有头晕、耳鸣等症状。髁突也是下颌骨的主要生长区域之一，如果在儿童期受到损伤，尤其是颏部的对冲性损伤，受损关节可继发关节强直，导致成年后严重的下颌发育不足畸形，表现为面容两侧不对称，颏部偏向患侧，见图 4-1-4。

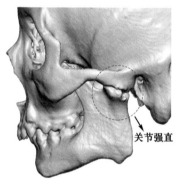
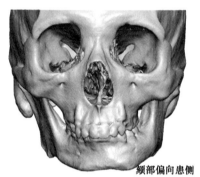

图 4-1-4　关节强直的颌骨表现

3. 下颌角

下颌角是下颌体与下颌支连接处所形成的角状结构，见图 4-1-5。下颌角

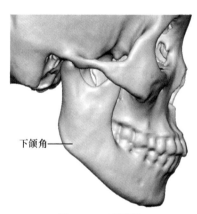

图 4-1-5　下颌角

为下颌骨的薄弱点，骨折发生率较高，因此，在进行阻生牙拔除术时，术前一定得拍 X 线片，术中切忌粗暴用力。下颌角处有咬肌的止点。咬肌的收缩使下颌骨上升，使上下牙齿咬合。下颌角与咬肌的止点位于人体面部的后下方，其大小与形状对人体脸形轮廓有重要影响。正常人的下颌角开口度为 120°～125°，若是角度过小，就变成方形脸了。西方人更崇尚有棱有角的脸，而对于东方人来说，卵圆形的瓜子脸、鹅蛋脸更招人喜爱，

尤其是对于女性。若是下颌角宽大，或者两侧不对称，则需要进行手术。对于下颌角明显发育过度的求医者，通常行下颌角截骨术，一般从口内做切口，截除部分肥大的下颌角，伴有咬肌肥大者可切除部分咬肌，这样能够达到更好的美容效果，术中一定要避免损伤下颌管中的下牙槽神经、血管。对于某些颏部（下巴）发育不足的患者，可以同期进行颏成形术。

4. 颏部

颏部俗称下巴，是面部较为突出的部分，颏部的形态对颜面整体外观都有极为重要的影响。中国古代有三庭五眼这个说法，颏部是三庭中面下 1/3 的重要组成部分。若是颏部较小或者后缩，面部的中 1/3 就会显得突出，呈现"鸟面形"，会给人一种胆怯懦弱或者优柔寡断的性格表现；颏部发育良好，在古往今来的文学作品里面都被视为勇敢坚毅的性格象征。

颏部不美观可行颏部整形手术，手术分为两大类：一为充填术，即充填相应材料，常见的假体材料有硅橡胶、膨体聚四氟乙烯等；二为颏成形术，是通过颌面外科手术切开颏部骨块，按照术前预先设计的方案，修改并调整骨块，来矫正颏部发育过度或不良、偏斜等三维方向异常的多种手术，比起异体充填材料，颏成形术具有低感染风险、术后效果自然稳定的特点。术后的颏部骨块供血主要来源于舌侧软组织蒂。

5. 上颌骨

上颌骨（图 4-1-6）位于颜面中部，左右成对，互相连接构成了面中部的支架。上颌骨有体部和四个邻近骨相连形成的骨突，额突与额骨相连，颧突与颧骨相连，腭突在腭中缝部左右对连，牙槽突与牙齿所对应的骨质相连。上颌骨的上面参与构成眼眶的下壁，下面参与构成口腔顶部，其内侧面参与构成鼻腔的外侧壁，其后下部分呈粗糙之圆形隆起称为上颌结节，上牙槽后神经、血管由此进入上颌骨内。上颌骨的前面有眶下孔（距眶下缘中点下方 5～7mm），眶下神经、血管即从此孔穿出，眶下孔是眶下神经阻滞麻醉的目标点。梨状孔边缘及颧牙槽嵴附近的骨质厚且致密，是上颌手术行坚固内固定的理想位置。梨状孔下缘有一突出骨嵴，称为前鼻棘，是正颌外科手术的重要标志，也是头颅侧位定位片上一个经常选用的标志点。

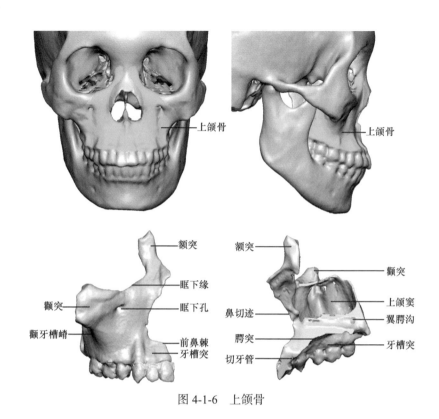

图 4-1-6　上颌骨

标注文字：
额突　眶下缘　眶下孔　颧突　颧牙槽嵴　前鼻棘　牙槽突
额突　颧突　上颌窦　翼腭沟　鼻切迹　腭突　牙槽突　切牙管
上颌骨　上颌骨

　　上颌骨与其他颅面骨相连，骨折经常发生在骨缝和薄弱的骨壁处，临床上最为常见的是横断性骨折，按照骨折线的高低分为三种，分别为勒福（Le Fort）Ⅰ型骨折、勒福Ⅱ型骨折、勒福Ⅲ型骨折，见图 4-1-7。

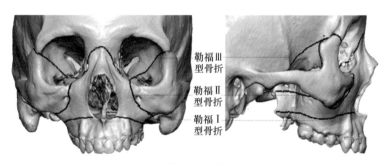

标注文字：勒福Ⅲ型骨折　勒福Ⅱ型骨折　勒福Ⅰ型骨折

图 4-1-7　勒福骨折分型示意图

　　上颌骨内部有一个空腔，称为上颌窦，与上颌体的形状大致相似，是人体四对鼻窦之一，上颌窦底的骨壁比较薄，距离上颌后牙的牙根很近，后牙根尖部的感染可向上蔓延造成牙源性上颌窦炎。感冒时也经常引发上颌窦炎，急性炎症伴随全身症状，常出汗、发热，慢性炎症主要表现为鼻腔分泌物增多、浓稠。上颌窦也是鼻咽癌容易累及的部位之一，上颌窦恶性肿瘤占鼻部恶性肿瘤的比例高达 40%。因为其解剖位置的隐秘性，且早期无任何临床症状和体征，确诊时往往已转为恶性。

6. 颧骨、颧弓

颧骨是面部的主要凸起部分，与人的个体面形特征和立体感息息相关。不同人种之间的审美标准有所区别，例如白种人的面部轮廓清晰，高鼻深目，所以颧部也要有适宜的深度，这样的脸比较像菱形，也称钻石脸，面部表情会更丰富，但难免给人留下冷漠清高的印象；但是对于我们东方人来说，面容轮廓柔和，线条圆润，鼻子和下巴的凸度都不是很大，过高的颧骨会破坏面部的整体协调性，所以东方人的审美诉求大多是降低颧骨突度，这种情况在我国南方较北方多。

颧骨是面颅骨之一，位于面中部前面，眼眶的外下方，呈菱形，形成面颊部的骨性突起。颧骨共有四个突起，分别是：额蝶突、上颌突、颞突和眶突。颧骨的颞突向后接颞骨的颧突，构成颧弓。颧骨、颧弓能够起到保护颅骨外侧壁的作用，见图 4-1-8。

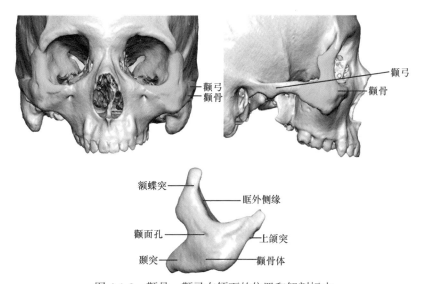

图 4-1-8　颧骨、颧弓在颌面的位置和解剖标志

部分人认为自己颧骨突出，但颧骨部位是否突出还与皮下脂肪多少有关系，如皮下脂肪过少、人明显消瘦者，也可显得颧骨、颧弓相对增高，因此在临床上，需要运用医学影像学技术，来测量颧骨、颧弓的实际高度，才能准确做出高颧骨程度的判断。需要降低颧骨、颧弓凸度，可以采用颧骨磨削术和颧骨、

颧弓减低术。前者主要适用于颧骨突出肥大而颧弓并不突出的人群，后者则能同时解决颧骨、颧弓的发育过度问题。

7. 下颌管与下牙槽神经血管束

下颌管是位于下颌骨骨松质间之骨密质管道，管内走行下牙槽神经血管束，与牙齿关系十分密切。在下颌支内，该管行向前下，在下颌体内则向前几乎呈水平位，当其经过下颌各个牙槽窝的下方时，沿途发出小管至各牙槽窝，来与牙槽神经、血管相连。下颌管在经过下颌第二前磨牙时分为粗细两管，细管行向正中线，粗管即颏管，走行向后上外与颏孔相连，以通颏神经、血管，见图 4-1-9。

下颌管与口腔颌面外科手术关系密切，通常在拔除下颌阻生智齿时，医生会要求患者拍 X 线片或者做 CT，来测量下颌管与牙齿根尖的距离，排除双叉下颌管这种解剖变异的情况，避免在拔牙过程中损伤下牙槽神经血管（图 4-1-10）。在下颌神经阻滞麻醉的时候，需要确认回抽无血才能注射，就是为了避免麻醉药进入下牙槽血管而引起毒性反应。正颌手术中下颌的大部分手术需要注意骨切口与下颌管的位置，避免损伤下牙槽神经血管。

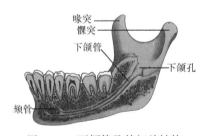

图 4-1-9　下颌管及其相关结构

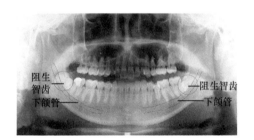

图 4-1-10　阻生智齿与下颌管的位置关系

8. 面神经

面神经是第七对脑神经。由感觉、运动和副交感神经纤维组成，分别管理舌的味觉，面部表情肌运动及支配舌下腺、下颌下腺和泪腺的分泌。

面神经主干在颅外前行进入腮腺实质，在腺内分支组成腮腺内丛，发出分支至腮腺前缘，又分为颞支、颧支、颊支、下颌缘支、颈支，分布于面部诸表情肌，见图 4-1-11。

有的患者在清晨洗脸时，突然发现一侧面颊动作不灵、嘴巴歪斜，严重者表情肌完全瘫痪，这就是面神经麻痹。一些创伤性的损伤，如交通事故、枪伤、坠落伤可造成面神经损伤，除此之外，颌面外科手术中，如腮腺切除术、下颌下腺的切除术、颞颌关节的相关手术也可造成面神经的损伤。面神经损伤后，可以表现为额头、眶周、面中和口周4个区域局部的症状，严重者可表现为同侧全部颜面肌肉瘫痪，见图4-1-12。简单的自我检查方法：对着镜子龇下牙，

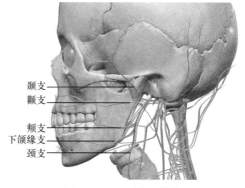

图4-1-11　面神经分支

颞支
颧支
颊支
下颌缘支
颈支

再鼓下腮，看看对不对称，漏不漏气。再看看额头的额纹是不是两边都有，两边的鼻唇沟是不是一样深。

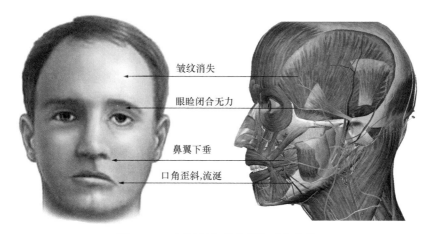

皱纹消失
眼睑闭合无力
鼻翼下垂
口角歪斜,流涎

图4-1-12　面神经各分支损伤对应症状

9. 咬肌

咬肌，又称嚼肌，呈四边形，分为浅、中、深三层，浅部纤维起自颧弓下缘前2/3，中层纤维起于颧弓前2/3的深面及后1/3下缘，深层纤维起于颧弓后1/3及其内面，纤维行向下后方，覆盖于下颌支外面，止于下颌支外面及咬肌粗隆，见图 4-1-13。咬肌是咬合动作的主要执行肌肉，在中国，因为传统的饮食习惯，如吃粗粮、啃骨头，所以相当部分的人有咬肌肥大。

最近几年，为了追求瓜子脸、鹅蛋脸，瘦脸针这个产品开始流行起来，各种美容院的小广告都能看到。那么，瘦脸针到底是怎么回事呢？其实，瘦脸针的

主要成分是 A 型肉毒素针剂，它能够阻断神经和肌肉的联系，打在咬肌的部位，则能够治疗咬肌肥大。那么打瘦脸针和切除咬肌有什么区别呢？一般来说，对于单纯性的咬肌肥大，打瘦脸针的效果好，缺点是持续时间不长，需要定时定期注射；而对于咬肌肥大伴下颌角突出的患者，通过正颌外科手术，截除部分肥大的下颌角及咬肌，对于面颊部分丰满者，可同时切除部分或者全部颊脂垫，能够达到最佳效果，手术中不能切除过多咬肌，避免影响外形及损伤咬肌表面走行的面神经分支。

10. 颞肌

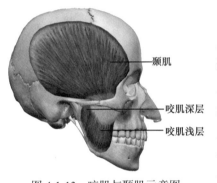

颞肌，一个大的扇贝形肌肉，属于咀嚼肌，覆盖在头侧面耳的前、上和后方，起于颞窝和颞深筋膜的深面，肌束下行，聚集成扁腱，穿过颧弓深面止于下颌骨冠突的尖端、内侧和前后缘，并延伸到下颌支的前缘直至第三磨牙处，见图 4-1-13。它属于颞下颌关节的肌肉，主要功能是后退并上提下颌，起到闭口的作用，同时也能维持下颌骨休息时的位置。

图 4-1-13　咬肌与颞肌示意图

当颞肌受到损伤的时候，比如颞部遭受风寒，或者长期咀嚼用力，会导致头前方和侧方的疼痛，能够引起上牙疼痛及高度敏感，尤其是咀嚼食物的时候，会感到上牙的弥漫性疼痛，严重者会有张口受限。而颞肌的长期功能亢进或者痉挛，可能会导致颞下颌关节紊乱。因此，自觉颞下颌关节有问题的患者，都应该对颞肌进行检查和治疗。

近几年来，对于一些严重脑水肿的患者，采取传统的颞肌下去骨瓣减压术已经达不到较好的疗效，此时可以在去骨瓣的同时将颞肌切除，将获得更大的减压空间，对于改善术后脑干的局部压力有重要意义。关节强直手术可行颞肌筋膜瓣的插入，防止强直术后复发；在正颌外科的手术中，若是后退下颌超过 10mm 时，常选用倒 L 形骨切开或切断喙突，这样可以避免颞肌的阻碍或者由此导致的畸形复发。

11. 苹果肌

苹果肌是眼睛下方 2cm 处呈倒三角状的组织，微笑或做表情时会因为脸部肌肉的挤压而稍稍隆起，看起来就像圆润有光泽的苹果，因而得名"苹果肌"，其与高颧骨是有明显区别的，见图 4-1-14。拥有红润的苹果肌被看作是"童颜"的象征，但随着年龄增加，肌肤开始老化，苹果肌会随之萎缩，逐渐消失，脸部也会显得衰老，表情看起来会变得很忧郁。

通过整形填充使苹果肌恢复饱满，可以使人显得年轻。目前国内主要有以下两种方式：

（1）注射玻尿酸、胶原蛋白等接近人体组织的填充物。维持效果能达 1 年甚至以上，因个人体质差异而有所不同。

（2）自体脂肪移植。自体脂肪移植可以让效果维持得更久，局麻下从大腿或臀部等脂肪较多的部位，抽取脂肪注入到苹果肌的位置就可以了。像颧骨比较高的，脸部表情看起来就显得严肃，因此只要填补一些脂肪，稍微分散颧骨较高的部位，顺势制造出苹果肌的效果，脸部线条顿时就变得柔和多了。

高颧骨　　　　　　　苹果肌

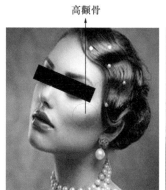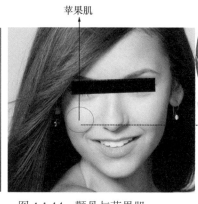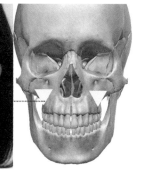

图 4-1-14　颧骨与苹果肌

12. 颊脂垫

颊脂垫全名颊脂肪垫，是颊部的一块脂肪组织，呈三角形，分为前、中、后三叶，导致婴儿肥的罪魁祸首就是颊脂垫，见图 4-1-15。近几年来很流行的颊脂垫切除术，主要就是去除颊脂垫的后叶，可以取比半个鸡蛋黄略大的部分，这对面部的形态改变比较微妙，所以这比较适合对面部形态要求特别高的人。

那么怎么判断是不是颊脂垫肥厚呢？这里主要与皮下脂肪进行区别，可以捏住脸，然后用力咬紧牙关根据局部的饱满程度来区分是皮下脂肪肥厚还是颊脂垫肥厚。如果属于后者，就可以做颊脂垫去除手术，根据患者本身的面形，医生来判断该去除多少，一般不宜切除过多，否则会形成难以弥补的凹陷。手术是口内切口，术中要避免损伤腮腺导管及周围的神经。

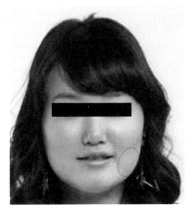
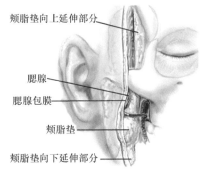

颊脂垫向上延伸部分

腮腺

腮腺包膜

颊脂垫

颊脂垫向下延伸部分

图 4-1-15　颊脂垫的位置与解剖

第二节　牙颌面畸形的诊断

1. 诊断牙颌面畸形要做哪些检查

　　牙颌面畸形可不是简单的凭医生经验"一眼看出"，要确诊为牙颌面畸形，患者需要做很多项目的检查来供医生定量分析。下列这些检查必不可少：

　　（1）正貌检查：人们第一眼看到他人时，正貌是最好的区别特征，可以说，正貌是一个人的名片。所以医生第一关注的也即是正貌，只不过医生的分析更量化，比如最常做的就是划分三庭五眼，在此基础上观察面下 1/3 的长度、观察左右面形轮廓是否对称等，见图 4-2-1。医生要做的，就是针对这"第一张名片"，做数字上的量化。这些数据大致有个正常值范围，医生依靠这些数据做出诊断。

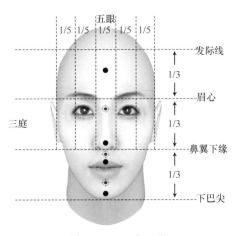

五眼

1/5　1/5　1/5　1/5　1/5

发际线

1/3

眉心

三庭

1/3

鼻翼下缘

1/3

下巴尖

图 4-2-1　三庭五眼

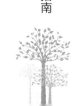

（2）侧貌检查：当注意到正面时，侧面同样也会引起他人的关注，拥有完美的侧颜能加分不少。侧貌讲究三低四高。三低部位指鼻额交界、人中沟、下唇下方；四高部位指额头、鼻尖、唇珠、下巴尖，见图 4-2-2。有些颌骨发育畸形的患者如"地包天"，正面观看上去不明显，只有从侧面观察时才能明显地发现下颌前突。而且往往侧貌的不对称更多由骨组织关系不协调引起。所以侧面的 X 线片必不可少，医生会定一些关键点，进而连成线或者组成平面，来做定量测量，见图 4-2-3。

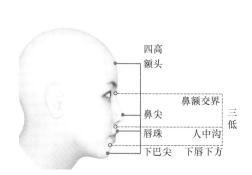

图 4-2-2　侧貌的三低四高

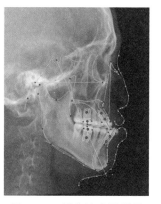

图 4-2-3　侧位片头影测量

（3）口内检查：牙颌面畸形是由牙或者颌骨的发育畸形引起，所以医生不但关注颌骨，也会关注牙的发育情况。医生检查一个人的牙齿情况一般需要五张不同角度的牙列图片，见图 4-2-4。例如，对于偏颌的患者，医生会特别注意

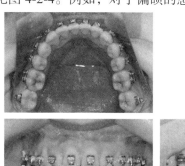

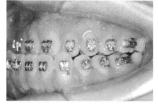

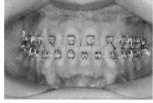

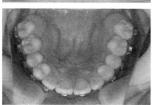

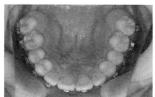

图 4-2-4　五张不同角度的牙列图片

面中线、上下牙列中线与颏中线的位置关系。牙体、牙周也是医生的关注点，健康的牙周是正畸治疗的基础，也大大降低因牙周袋内堆积的细菌导致术后感染的可能性，所以术前常规洁牙是有必要的。

（4）模型检查：医生会用印模材料，采集患者的口内信息，包括牙列、软组织、腭盖、舌系带等真实情况，并翻制成石膏模型，此模型是牙颌面畸形诊断和制定治疗方案最基本的检查手段，也有保存患者口内信息的作用。随着激光扫描技术的发展，数字化寄存模型因其方便取模，数据便于保存与传播，已越来越多地成为医生与患者的首选，见图4-2-5。

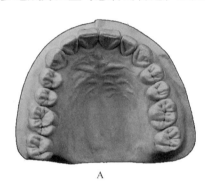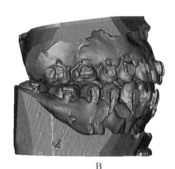

A   B

图 4-2-5　模型检查

A. 石膏模型；B. 数字化模型

（5）影像学检查：软组织充填起了一张精致的脸，而骨组织就是软组织依附的"钢结构"，为了看出"钢结构"有无偏差、不对称、比例不调等问题，医生需要借助影像学的检查，包括螺旋 CT、锥形束 CT、曲面断层片、正位片和侧位片，见图4-2-6。螺旋 CT 可以得到三维的面骨关系，让医生直观地看到上下颌骨的协调关系；曲面断层片是对牙列的完整扫描，关注有无龋齿、阻生牙、多生牙及下颌神经管的位置关系；正位片是从二维平面上，着重观察正位颌骨的对称性，并将正位片与正貌对比，研究究竟是软组织还是骨组织对不对称畸形造成的影响更大；侧位片是侧面骨组织的二维平面表现，用来观察上下颌骨突度的协调关系。综合这些影像学检查的结果，医生就能判断出骨组织的空间关系是否协调了。

（6）口颌系统功能检查：口颌系统是一个骨和肌肉的复杂组成。该系统的检查包括四个部分。①肌肉功能检查：观察患者咀嚼时口周肌和咀嚼肌的功能。例如，吞咽时口周肌收缩明显，表明唇肌功能不足，上颌前突或双颌前突患者常见颏肌紧张。②下颌运动功能检查：检查下颌骨的张口、侧方和前伸运动。正常的张口度在 35～50mm，张口型是垂直向下的，关节问题会导致张口度变

牙和颌面畸形就医指南

小，张口型偏斜。③殆及咬合功能检查：在颌骨静止及运动状态时，观察上下颌牙齿对位接触关系。④颞下颌关节检查：有相当部分的牙颌面畸形患者术前伴有颞下颌关节紊乱症，术前需检查有无关节疼痛、弹响及运动异常等典型症状，必要时可以结合影像检查。

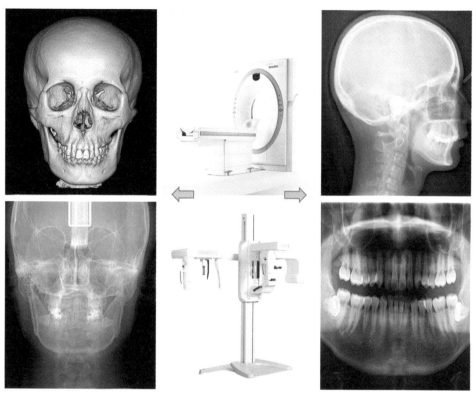

图 4-2-6　影像学检查（三维 CT，头影测量与全景片）

2. 牙殆模型分析的目的

　　牙殆模型精确地反映了患者口内的解剖形态，是医生用以牙颌面畸形诊断、治疗设计、疗效评估必不可少的记录资料，同样也是正畸、正颌医生交流的桥梁。医生们会在模型上进行以下多项数据的测量，以明确牙弓的拥挤度，确定正畸-正颌治疗方案。

　　（1）牙弓弧形长度：包括应有弧形长度（各牙齿的最大宽度相加）和现有弧形长度（牙列的长度）。两项弧形长度相减即得到牙齿的拥挤度。

　　（2）牙弓宽度：包括前牙宽度和后牙宽度，见图 4-2-7。

　　（3）牙弓长度：门牙至两个磨牙连线的垂直距离，见图 4-2-7。

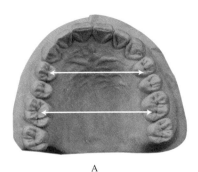
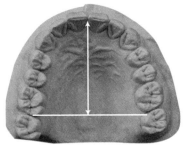

A   B

图 4-2-7 模型外科

A. 牙弓宽度测量；B. 牙弓长度测量

近几年，随着口内激光扫描技术的快速发展，越来越多的医生、患者选择数字化牙𬌗模型，对比传统的石膏模型，数字化寄存模型有方便、快捷、易于保存、成本低的优势，见图 4-2-8。更突出的是：数字化寄存模型包含有颞下颌关节信息，这对咬合分析至关重要。随着有限元仿生技术的完善，肌肉的模拟也会录入数字化寄存模型中，将𬌗运循环更完美地记录下来。有些人会选择保存一副自己数字化牙𬌗模型的数据，方便日后衰老时的口腔修复。

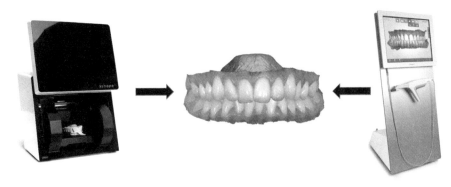

图 4-2-8 数字化寄存模型

利用口腔扫描仪得到高精度的数字化牙列模型

3. 照 X 线颌骨片的目的

对于初诊的患者，往往需要拍 X 线片，包括用于三维方向上观察的螺旋 CT，用于观察全牙列情况的曲面断层片，用于正面观测的正位片，用于侧面观测的侧位片。螺旋 CT 可以得到三维的面骨关系，让医生直观地看到上下颌骨的协调关系；曲面断层片是对牙列的完整扫描，关注有无龋齿、阻生牙、多生牙及下颌神经管的位置关系；正位片是从二维平面上，着重观察正位颌骨的对称性，并将正位片与正貌对比，判断究竟是软组织还是骨组织对不对称畸形造成的影响更大；侧位片是侧面骨组织的二维平面表现，用来观察上下颌骨突度的协调关系。上述影像学检查便于医生观察骨信息，进行一系列的定量测量，以帮助诊断和确定治疗方案。很多患者比较担心 X 线辐射问题。确实，X 线是有害的，它能穿透细胞，引起细胞坏死，或者恶性变异，也能在身体里积累，引起血液白细胞生成减少，破坏免疫力。其实人们完全不必谈 X 线色变，拍一次 X 线片所接受的剂量不到 0.05Gy，只有大于 0.5Gy 才会引起轻微的血液损伤。据估计，拍 X 线片辐射引起的癌症的危险性概率最多为 11/100 万，可以说微乎其微。

4. 什么是 X 线头影测量分析

X 线头影测量是在前文所述的正位片、侧位片基础上，选择一些标志点，通过线距、角度及比例的测量，再与正常值进行比较分析，见图 4-2-9。其目的在于测量了解患者软硬组织形态结构与位置关系变化，弄清畸形的特征与严重程度，以指导诊断与治疗设计。可以说，X 线头影测量是牙颌面畸形诊治中必不可少的步骤。目前主要的头影测量是正位片和侧位片，随着三维建模技术的进步，二维平面的头影测量会被三维空间的头影测量所取代，那将更全面地记录患者的面部信息，到那时 CT 就必不可少了。

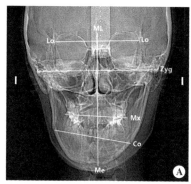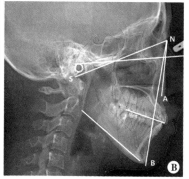

图 4-2-9　X 线头影测量分析

A. 正位片分析；B. 侧位片分析

5. 什么是颌骨全景片

全景片又叫曲面断层片，能一次曝光即可显示全口牙齿、颌骨、鼻腔、上颌窦及颞下颌关节等解剖结构的影像，显示范围广，操作简单，患者痛苦

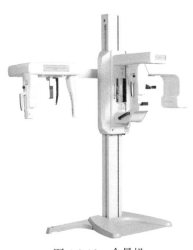

图 4-2-10 全景机

小，得到的信息多。拍摄时，患者保持头部不动，全景机会绕头部扫面一周，即完成全部牙齿的扫描，见图 4-2-10。

那么全景片的作用是什么呢？主要是在做正颌手术前，需要先排除一些基础的口腔疾病，如挡在截骨线上的阻生牙，或是及早发现多生牙等，全景片因优于 CT 片对牙列信息的展示，医生往往优先选择全景片。全景片还能帮助发现以下问题，患者可在术前或术后继续治疗：

（1）早期邻面龋：很多早期邻面龋表面上不容易看出来，只是吃冷的食物过敏或牙缝变暗，医生探诊亦不易发现，往往只有拍全景片才能发现。

（2）埋伏阻生牙：智齿俗称尽头牙，一般长在牙槽骨里，有的正常萌出，有的埋伏在牙槽骨里部分萌出或完全没有萌出即埋伏阻生牙。所以，拔除智齿需要拍全景片，医生才能看清楚牙齿长势、牙根位置及和颌骨神经的距离，见图 4-2-11。

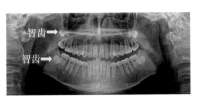

图 4-2-11　全景片

6. 什么是头影测量片

X 线头影测量是利用摄影取得定位 X 线片，选择代表牙颌与颅面解剖位置相对稳定的一些标志点，通过线距、角度及比例的测量后，再与正常值或自身不同阶段相应指标进行比较分析。X 线头影测量分析的目的在于全面了解患者牙颌面软硬组织形态结构与位置关系。因此，X 线头影测量分析是牙颌面畸形诊治程序中必须进行的一项重要步骤。

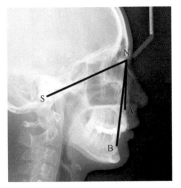

图 4-2-12　头影测量侧位片分析 SNA、
SNB、ANB 角

（1）侧位 X 线头影测量分析：侧位头影测量分析是用来分析牙颌面前后及垂直向关系，包括骨组织分析及软组织分析。骨组织分析最重要的几个角度是：SNA、SNB、ANB 角（图 4-2-12）。正常值如下：①SNA 为 83°±4°，此角增大表明上颌前突，反之表示上颌后缩；②SNB 为 80°±4°，此角增大表明下颌前突，反之表示下颌后缩；③ANB 为 SNA 与 SNB 之差，代表上颌骨与下颌骨的前后向相对位置关系，正常人为 3°±2°。软组织分析重要角度：面型角，正常拾为 7°±4.5°。

（2）正位 X 线头影测量分析：用来分析颌面骨骼横向关系、左右对称性、中线关系及面宽等。下述 3 个宽距比较重要。①颧弓宽距：两侧颧弓最外侧点之间的距离，为中面宽；②下颌角宽距：两侧下颌角后下最凸点间距，为下面宽；③正中参考线：评价左右对称性。

7. 照颌骨 CT 有什么意义

现今的颌骨 CT 重建技术能直观地表现上下颌骨在三维上的空间关系。这是二维的头影测量无法表现的。我们知道，就算是同一个人的左右脸，也并不是完全对称的，但这并不是一件坏事。有科学研究发现，对比那些依靠电脑 PS 技术复制对称的人脸照片，更多人觉得原先不对称的自然脸反而更加好看。这也说明了这样的差异反而带给我们一种协调美。但是当这样的差异过大时，将会表现出一种病态的不对称畸形。二维平面的头影测量无法对比出两边骨量的差异性，这时候就需要三维方向上的颌骨 CT 检查来帮助医生确诊了。

另外，随着数字化正颌外科技术的兴起，我们在精准医学的道路上又迈进了一大步，3D 打印的导板让手术精度大大提高。而这一切数字化手术设计的前提便是颌骨的 CT 数据，巧妇难为无米之炊，没有层扫得到的颌骨 CT 信息，医生没法一丝不漏地掌握颌骨细节。比如髁突与关节窝关系是个三维概念，术前术后髁突有无移位、移位有无影响都需要依靠三维的 CT 信息做出空间上的评价，见图 4-2-13。

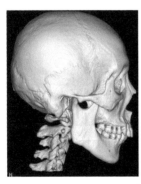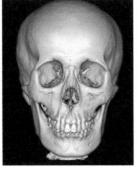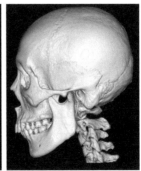

图 4-2-13　螺旋 CT 三维重建

螺旋 CT 能帮助医生从三维方向上观察患者颌骨情况

8. 面部三维照相有什么作用

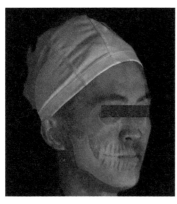

图 4-2-14　面部三维照相

三维面相是基于可视光学系统的立体摄影测量技术，它能立体地采集人体面部特征数据，真正做到"旋转着多角度"观察一个人的面相，见图 4-2-14。三维面相对面部细节展现丰富，对尖锐区域如鼻尖、下颌角区、耳垂等区域成像效果佳，并能清楚显示毛发细节。在三维软件中，我们还可以将面相信息和骨信息、软组织信息配准，对拍摄 CT 时因重力导致的部分软组织压缩，或者 CT 所不能达到的遗漏解剖结构（如鼻部、颏部软组织等）进行很好的补偿，更加完美地仿生，建立更准确且具有价值的个性化患者模型，帮助进行外科虚拟设计，并能很好地向患者展示术后外观上的效果。

9. 为什么正颌外科术前要做心理评估

牙颌面畸形不单对口颌系统功能造成损害，更会影响一个人的心理健康。口腔颌面部是社会生活中最受他人重视的一个部位，容貌俊美的人更具社交优势；相反，面容缺陷的人可能在社会环境压力下发生心理精神障碍。医生在手术解决这些面容缺陷前，优先要评估患者心理状况。爱美是人的天性，对容貌美的正当追求是文明和开放社会所提倡的。正颌外科可以通过改善面部形态，促进患者向积极自信心态转变。然而，如果患者过分强调了容貌在生活中的作用，过分关注他人对其外表的评价，就要考虑其是否有严重心理失调等问题。

评估心理状态包括以下几点：

（1）患者自己认为有哪些畸形，需要医生解决什么问题。患者对畸形的描述与客观检查是否相符。

（2）患者发现畸形时间的长短，是自己意识到的，还是别人察觉的。一般来说，主动求治型患者对术后的满意度高。

（3）患者是先天畸形还是后天获得性畸形。

（4）患者的年龄及所从事的职业。例如，演员是一类对容貌要求较高的职业，对术后美容效果期望值很高。

（5）患者是否具有良好的心理素质和社会适应能力。具有抑郁性格的患者对术后效果的反应常常难以预料。

针对患者的不同反应，医生会在术前给予患者必要的解释和心理支持。

（1）说明手术目的和治疗效果，医患双方对术后效果达成共识，避免过高的期望，医生会向患者展示以往一些类似病例，让患者有感性认识。

（2）合理交代手术局限性与危险性及可能发生的并发症。手术一定是有风险的，患者决不能以概率考虑，觉得一定不会发生在自己身上。正确的思考是：如果这个风险发生在自己身上，我能接受吗？我愿意为改善面形去承担这个风险吗？

（3）术后他人对患者的面形评价褒贬不一，患者要在术前有思想准备。

只有完成了术前心理评估，医患双方才真正做到了互相了解，才能把握设计手术效果。

第三节　牙颌面畸形治疗计划

1. 牙性畸形与骨性畸形的区别

牙颌面部畸形归根结底是因为牙齿与颌骨的不协调引起的，因此常见的牙颌面畸形可以分为两种情况：一种是颌骨发育正常、牙齿排列紊乱，即牙性畸形；另一种是颌骨发育异常、牙齿排列紊乱，即骨性畸形，见图 4-3-1。虽然这两种畸形都表现出了牙齿排列紊乱这一现象，但是两者的畸形程度及治疗方式都有着较大的区别。当患者就诊于门诊时，医生会进行详细的面诊，如牙齿检查、功能检查、面形检查，结合石膏模型、X 线片或螺旋 CT 进行测量分析，判断患者的牙颌面畸形类型，并制定较为详细的治疗方法。在此为了通俗易懂地讲解这两者的区别，以比较常见的"龅牙"为例，说明一些较为常见、容易发现的牙性畸形与骨性畸形的区别点，而具体的牙颌面畸形的诊治仍需专业的口腔医生面诊。牙性畸形的"龅牙"患者，仅有牙齿前突，上前牙向外的倾斜角度过大，以至于视觉上造成了"龅牙"的感觉，而自己触摸上唇、鼻子周围的骨头时并不会觉得上颌骨向前突出。而骨性畸形的患者则不同，牙齿、上颌骨都是前突的，自己触摸上唇及鼻子周围的骨头是突出的，同时嘴唇包不住牙齿，因此牙齿暴露量增加，尤其在微笑时十分明显，这是由于上颌骨垂直向发育过度引起的。当然"龅牙"还有可能是因为下颌后缩引起的，即下巴后缩显得正常发育的上颌过于突出，这时侧面可以看到下巴后缩、短小，鼻尖、嘴唇、颏部不能连接在同一条线上。牙性畸形的患者一般通过正畸治疗都能获得较好的矫治效果及面形，而对于骨性畸形的患者，牙颌面畸形程度一般都较牙性畸形患者严重，在一定程度上影响了患者的面形，而单纯的正畸治疗只能改变牙齿的排列，纠正牙性畸形，因此对于骨性畸形，目前的治疗方法主要有以下三种：①生长改建治疗；②掩饰性正畸治疗；③正颌外科手术治疗。

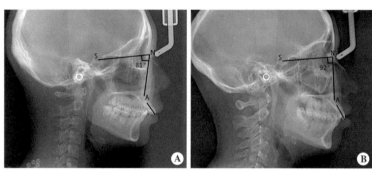

图 4-3-1　牙性畸形与骨性畸形

A. 牙性前突：前牙明显向外倾斜，上颌骨位置正常；B. 骨性前突：前牙倾斜度正常，上颌骨前突

2. 什么是生长改建治疗

生长改建治疗又可称为功能矫形治疗，是通过牙面矫形的方法，充分发挥自身的生长潜力，引导颌骨的生长，而刺激或抑制颌骨的生长来改善颌骨位置的异常，是矫治生长发育期儿童及青少年的轻度骨性牙颌面畸形常用的重要方法。功能性矫治器大部分是需要摘戴的活动矫治器，也可以是固定式，但其不同于我们常见的利用托槽、钢丝进行的矫治，这些矫治器并不会对牙齿产生力量，它是通过改变面部肌肉的功能，促进正常的咬合关系改变，引导颌骨的发育并调整颅面骨骼的生长。生长改建治疗的一个重要条件是患者必须具有生长潜力，因此只适用于发育期的儿童或青少年，选择青春前期或生长发育高峰期使用，可以取得较好的效果。然而对于没有生长潜力的成人来说，这一技术并没有任何用处。同时，对于一些有着口腔不良习惯的患者，如吮指、咬唇等，也可以使用功能矫形器矫正不良习惯及其造成的一些肌性的错𬌗畸形。

3. 什么是掩饰性正畸治疗

掩饰性正畸治疗是一种通过正畸的方法改变牙齿的排列或者改变牙齿的倾斜度来掩盖一些轻中度的颌骨发育畸形，该治疗对于一些青春发育期的轻中度骨性错𬌗畸形有效。然而，其治疗目标包括可以接受的牙及面部外形、较好的牙功能、咬合功能，因为掩饰性正畸治疗是一种治标（改善错𬌗畸形）却不治本（未改变颌骨发育异常）的方法，故此方法并不能达到一个较为完美的外貌，而外貌的美丑评判多取决于主观观念，因此在制定掩饰性正畸治疗方案时，需要患者及其家属共同确认该方案是否为一种合理的方案。对于一些外貌要求极高的轻中度牙颌面畸形的患者，掩饰性正畸治疗显然并不是一个绝佳的选择。

4. 治疗牙颌面畸形为什么要用正畸–正颌联合治疗

在考虑骨性畸形的治疗手段时应根据畸形的严重程度、患者的年龄和具体要求做出恰当的选择。骨性畸形的治疗手段主要有三种：①生长改建治疗；②掩饰性正畸治疗；③正颌外科手术治疗（图4-3-2）。这三种治疗方法能够移动牙齿的最大距离有所不同，掩饰性正畸治疗最少，生长改建治疗其次，而正颌外科手术治疗则为能够移动牙齿距离最大的方法，因此对于一些十分严重的骨性畸形患者，已经超出了生长改建治疗及掩饰性正畸治疗的界限，这两种治疗方法均不能带来较好的矫治效果，此时则需要选择正颌外科手术治疗。然而，单纯的手术治疗只改变了颌骨的位置，并不能建立良好的咬合关系，故需要正畸治疗的介入，即为正畸–正颌联合治疗。

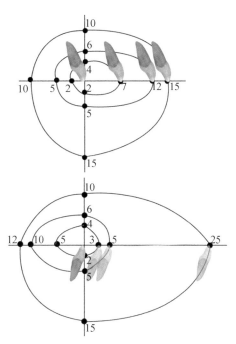

图4-3-2 上、下切牙四个方向上移动量对比

内圈：掩饰性正畸治疗；中间圈：生长改建治疗；

外圈：正颌外科手术治疗

85

5. 什么是模型外科

模型外科是指将术前取得的患者的牙模转移到𬌗架上，模拟其真实的咬合情况，并根据手术需要对模型进行移动、切割和拼对，分析术前、术中、术后患者的咬合变化，以确保术后患者拥有较为稳定的咬合功能，这在正颌手术实施前是不可或缺的重要步骤之一。模型外科可以直观地模拟术中颌骨在三维方向上的改变，并可以对咬合关系有一个较为全面的观察与研究。同时，模型外科可以通过切开牙模，模拟颌骨分段切开，确定切开部位、移动方向及截骨量，为手术提供数据参考，并有利于提前发现可能出现的问题。当我们移动牙模至模拟的术后咬合关系后，可以在此位置制作𬌗板，术中使用𬌗板帮助确定颌骨的正确位置，确保咬合关系的准确与稳定，见图4-3-3。𬌗板不仅可以在术中辅助手术的进行，术后也会让患者佩戴𬌗板，进行颌间固定，维持患者稳定的咬合关系，促进骨断端在正确的位置愈合，以达到较为优良的手术效果。因此，模型外科在正颌外科手术前、手术中，乃至于手术后，都发挥着不可或缺的重要作用。

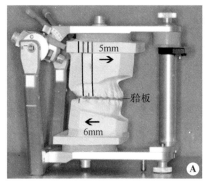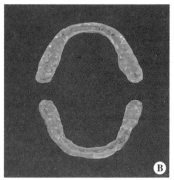

图 4-3-3　模型外科中𬌗板制作

A. 将患者牙模转移至𬌗架上；B. 根据颌位关系转移结果制作的𬌗板

6. 骨性畸形是否一定要做正颌外科手术

　　并不是所有的骨性畸形都需要手术治疗。医生在制定骨性畸形患者的治疗方案时，需要充分考虑患者的畸形严重程度、年龄及自身的预期。对于轻中度骨性畸形的患者，如果处于生长发育高峰期，可以尝试采用生长改建治疗；如果生长改建治疗无效，可以在成年之后再选择正颌手术治疗。对于处于青春发育期的患者，如果面形没有明显的异常，或者患者不愿意接受手术治疗，则可以采用掩饰性正畸治疗。对于面形要求较高，或有明显面形异常的骨性畸形患者，因生长改建治疗或掩饰性正畸治疗均不能达到良好的矫治效果，一般应采用正畸–正颌联合治疗（图4-3-4）。另外，对于颌骨严重发育不足或者有骨缺损的患者，近年来发展起来的牵张成骨技

牙和颌面畸形就医指南

86

术也是一个不错的选择。牵张成骨是一种内源性组织工程技术，前期手术将骨切开，并放置特殊的牵张器，术后以恒定的速度缓慢牵张间隙，使得骨间隙不断增宽，激发机体成骨潜能，在间隙内不断形成新生骨，同时可以延长骨周围的软组织。该技术不仅可以用于成人，也可用于生长发育期的儿童及青少年。

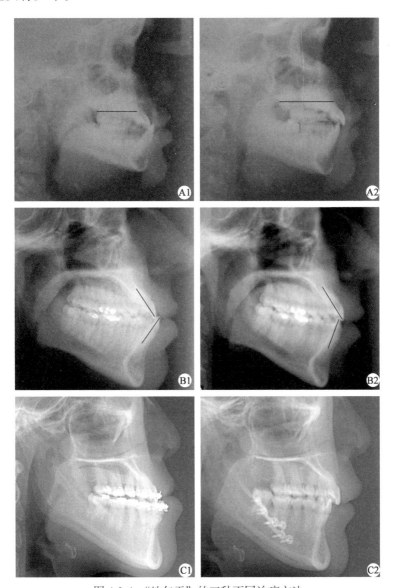

图 4-3-4　"地包天"的三种不同治疗方法

A1、A2. 生长改建治疗促进上颌骨生长纠正"地包天"；B1、B2. 掩饰性正畸治疗拔牙内收下前牙纠正"地包天"；C1、C2. 正颌手术整体后退下颌纠正"地包天"

牙颌面畸形是颌骨在三维结构上的异常，传统的术前手术设计及手术模拟均采用二维的正、侧位片来观测患者的颌骨关系，然而对于较为复杂的牙颌面畸形患者，二维的 X 线片并不能完全反映其三维空间上的异常，易造成手术设计上的失误。并且传统的模型外科采用石膏模型模拟手术，在取模、灌模、转移骀架的过程中均会产生较大的误差。而随着医学影像学、计算机图形和图像处理技术的发展，为数字化外科创造了条件，见图4-3-5。目前可使用软件将螺旋 CT 或锥形束 CT 等影像学数据经计算机处理后，三维重建患者的颌骨形态，辅助牙颌面畸形的诊断，模拟手术截骨、移动、固定等，并制作相应的数字化导板辅助术中手术实施，见图 4-3-6。同时因为计算机辅助手术设计可以更为直观地观察到术后颌骨的位置，更方便患者直观地了解手术效果，理解手术方案，便于医患沟通交流。计算机辅助手术设计能够更为精确地测量患者颌骨三维方向上的畸形，并避免传统模型外科的误差，尤其在复杂的牙颌面畸形患者的诊治中具有较大的优势，符合目前倡导的精准医学的理念。

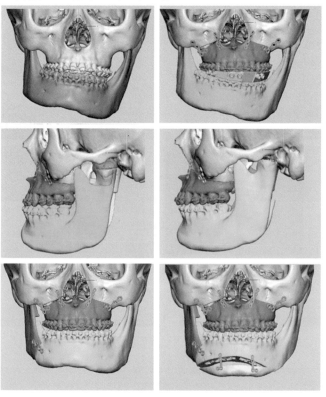

图 4-3-5　计算机辅助手术设计

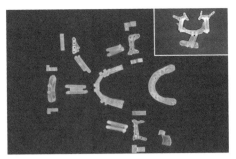

图 4-3-6　数字化𬌗板及导板

8. 正颌外科术后面形可以准确预测吗

　　影响一个人面形的因素一般可分为硬组织因素与软组织因素，硬组织在正颌手术中即为上下颌骨，软组织则为皮肤、脂肪、肌肉等。硬组织相当于房子的钢筋机构，而软组织则相当于房子的装饰。在手术中只进行了颌骨的移动，因为骨性结构的改变，会导致一定的不可预测的软组织变化，术中可以通过一定的软组织控制技术，如不同的缝合方式对这些不可预测的软组织变化稍加控制，但软组织与硬组织的变化并不是等比例的。正颌手术之后可以完全预测的是咬合关系，而术后面形的改变只能大致预测。虽然目前有些软件可以模拟手术过程，可以在软件上进行颌骨的切开及移位模拟，并直观地观察到术后效果，但由于技术发展的限制，目前这些软件只能够观测到颌骨的移动，还不能预测颌骨移动后软组织的改变（图 4-3-7）。软组织对面部外形的影响是非常重要的。

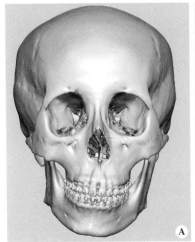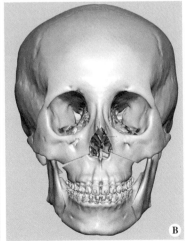

图 4-3-7　计算机模拟颌骨改变

A. 术前根据螺旋 CT 重建患者三维颅面骨骼；B. 计算机模拟手术后硬组织

因此，目前的技术还不能够精确地预测患者正颌术后的面形变化。对于一些术后不理想的面形改变，可以通过软组织整形美容外科的介入予以改善。

第四节　正颌手术术前准备

1. 正颌外科术前要做哪些检查

为全面评估患者牙颌面畸形的病情，以及对正颌手术的全身麻醉（以下简称全麻）的耐受性，完善的术前检查与准备是必需的。并且，在此过程中充分了解患者对待手术治疗的态度及对治疗效果的期望值，也可以判断其全身状况及精神心理状态是否适合进行全麻手术治疗。

正颌外科手术术前完整的检查包括病史采集、全身检查、颌面部及口腔专科检查。其中病史采集内容包括：一般资料（患者的姓名、性别、家属姓名、联系方式等）、主诉（就医需求）、社会心理状况、用药史、过敏史、手术史、外伤史、输血史、家族史、既往史及现病史等，见图 4-4-1。全身检查包括：心血管功能检查（心电图、动态心电图等）、肺功能检查（听诊、X 线胸片等）、实验室检查（血

[姓名：　　性别：　　　年龄：　　　民族：　　　职业：　　　籍贯：　　工作单位：　　　住址：
入院时间：　　　　　病历记录时间：　　　　病史叙述者：　　　　　　　可靠程度：　　　]

主诉
[　　　]

现病史
[　　　]

既往史
[平素健康状况：　　　　　传染病史：　　　　预防接种史：　　　　过敏史：　　　　外伤史：
手术史：　　　　呼吸系统：　　　循环系统：　　　消化系统：　　　泌尿生殖系统：
血液系统：　　　代谢及内分泌系统：　　　肌肉骨骼系统：　　　　神经系统：　　　]

个人史
[地区病流行区居住情况：　　　　治游史：　　　　　　吸烟：　　　　饮酒：]

家族史
[父：　　　母：　　　兄弟姐妹：　　　子女：　　　家族中有无类似病史：　　　]

婚育月经史
[婚姻史：　　　岁结婚　　　配偶情况：
月经生育史：　初潮：岁　　周期：天　　每次：天　　经量：
末次月经日期：　　绝经：　　妊娠：次　　顺产：胎　流产：胎　早产：胎　死产：胎
以上记录与病史叙述者所述一致
患者确认签字：
（患者为无民事行为能力者时）
监护人或委托者确认签字：　　　]

图 4-4-1　病史采集主要内容

牙和颌面畸形就医指南

常规、凝血功能、感染标志物、血型、尿常规、血生化等）。颌面部及口腔专科检查包括：正侧面面形的检查、咬合检查、颞下颌关节检查及颌面部的 X 线检查（全景片、头颅正侧位片、螺旋 CT、锥形束 CT 等），见图 4-4-2。

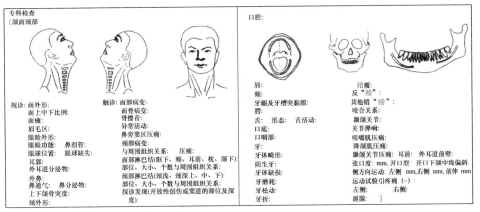

专科检查
[颌面颅部]

视诊：面外形：
面上中下比例：
面瘫：
眉毛区：
眼睑外形：
眼睑功能：　鼻泪管：
眼球位置：　眼球缺失：
耳形：
外耳道分泌物：
外鼻：
鼻通气：　鼻分泌物：
上下颌骨突度：
颈外形：

触诊：面部病变：
面骨病变：
骨擦音：
异常活动：
鼻旁窦区压痛：
颈部病变：
与周围组织关系：　压痛：
面部淋巴结（眶下、颊、耳前、枕、颌下）：
部位、大小、个数及周围组织关系：
颈部淋巴结（颈浅、颈深上、中、下）：
部位、大小、个数及周围组织关系：
探诊发现（开放性创伤或窦道的部位及深度）：

口腔：

唇：
颊：
牙龈及牙槽突黏膜：
腭：
舌：　形态：　舌活动：
口底：
口咽部：
牙：
牙体畸形：
阻生牙：
牙体缺损：
牙松动：
牙折：

牙覆：
反"𬌗"：
其他错"𬌗"：
咬合关系：
颞颌关节：
关节弹响：
咀嚼肌压痛：
降颌肌压痛：
颞颌关节压痛：　耳前：　外耳道外壁：
张口度： mm，开口型： 开口时下颌中线偏斜：
侧方向运动： 左侧 mm，右侧 mm，前伸 mm
运动试验引发痛（-）：
左侧：　右侧：
涎腺：　　]

图 4-4-2　专科查体主要内容

2. 正颌外科术前各项检查的目的是什么

（1）病史采集：通过对患者基本资料及心理状态的了解整合，把握患者的全身健康状况，掌握患者就医的需求和期望值，指导医患沟通与手术治疗，规避手术及麻醉风险。

（2）心血管功能检查：术前常规的心电图检查，往往可以协助发现循环系统的健康隐患，外科医生可以联合心血管内科医生、麻醉科医生对患者进行术前治疗，或者决定手术是否施行。

（3）肺功能检查：可以通过术前的 X 线胸片进行检查。对于正颌外科手术来说，慢性肺部疾患并不是绝对的禁忌证，但必须结合手术的性质、时间长短及患者的肺部功能进行考虑，以决定患者全身状况是否可以耐受全身麻醉及手术。

（4）实验室检查：常规的术前实验室检查包括血常规、肝肾功能及电解质、凝血功能、血糖、感染标志物及血型检查和血型鉴定等。根据检查结果排除手术禁忌证，同时可以针对性地采取措施，提高患者对于手术及麻醉的耐受力，做好术中的输血准备与术后的护理准备，减少术中风险及术后并发症。

（5）颌面部及口腔专科检查：包括正侧面面形的检查、咬合检查、颞下颌关节检查及颌面部的 X 线检查。椅旁检查的重点是颜面部各结构间的比例关系，尤其是面下 1/3 各结构之间的对称性及协调性，以及牙齿、咬合和关节的状态等，常需拍摄全景片、正位片、侧位片、锥形束 CT 或螺旋 CT 辅助定量分析牙颌面畸形的病情，并进一步协助手术计划的制订，见图 4-4-3。

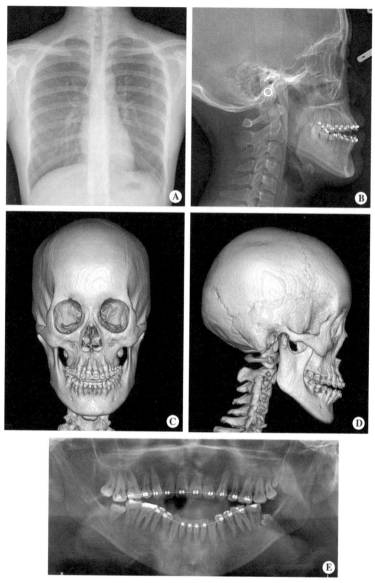

图 4-4-3　术前影像学检查

A. 胸片；B. 头颅侧位片；C、D. 螺旋 CT 重建；E. 全景片

3. 什么是殆板

正颌术前根据患者的 X 线头影数据，把石膏模型和术前二维 X 线影像拼对，

通过模型外科分析确定颌骨移动的方向与距离，并用自凝树脂制作出的用以确定骨段移动后的位置及咬合关系的导板，见图4-4-4。在双颌手术中，常常需要两副殆板，即中间殆板与终末殆板。

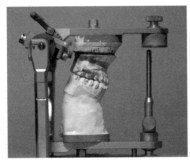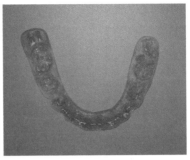

图 4-4-4　模型外科殆架与树脂殆板

双颌手术可以理解为将上下颌单颌手术同期进行的一种正颌科手术模式，这就涉及上下颌孰先孰后的顺序问题。目前国际上较多采用的步骤是先上颌、再下颌，最后颏部。而中间殆板指的是在恢复上颌骨与颅骨及上颌唇齿正常位置关系的情况下，保持下颌骨位置不变，根据此时的上下颌咬合关系制作的殆板，用以引导上颌骨骨段按照术前设计准确就位；而终末殆板是根据上下颌最终的预定咬合关系制作的殆板，用以引导下颌骨依照已经固定好的上颌骨就位。中间殆板的主要作用为：①通过尚未移动的下颌骨位置来确定上颌骨移动是否到位；②方便外科医生进行上颌骨骨段的坚固内固定。在上颌骨截骨手术完成并以金属钛板复位内固定后，便可以拆除颌间结扎，取下中间殆板，然后进行下颌骨的正颌手术。

4. 什么是数字化殆板

传统殆板的设计和制作是基于石膏模型与术前二维 X 线影像的拼对，运用传统的模型外科技术手工制作而成，其效率较低，过程烦琐，耗费大量的时间和精力，并且难以精确地指导骨块三维移动及直观反映术后情况，可能造成手术计划与实际手术过程上的误差。

而数字化殆板制作技术却可以提供更简捷的流程及更高的精度。数字化殆板制作流程如下：患者拍摄螺旋CT 或锥形束 CT 及必要的全景片或正侧位片后，根据其 CT 数据行三维建模获得头颅骨段的图像数据，转换成三维头颅模型，并进行术前的分析测量诊断；然后以激光扫描仪扫描石膏模型获得牙列的图像数据，转换为三维模型；再将 CT 重建的三维头颅模型和牙列模型重叠匹配，获得具有更加清晰牙列的虚拟头颅模型；然后在此头颅模型上模拟截骨手术，以获得良好的计划咬合关系，并于此咬合基础上设计数字化𬌗板，再以特殊格式（STL格式）的文件导出，将其传送给快速成形系统，进行 3D 打印，从而制作出精确的𬌗板，数字化𬌗板的制作流程见图 4-4-5。

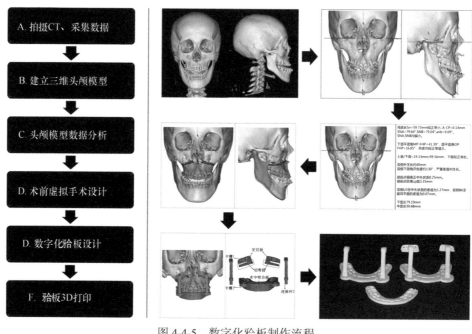

图 4-4-5　数字化𬌗板制作流程

5. 数字化𬌗板是不是比普通𬌗板好

数字化𬌗板（图 4-4-6）与普通𬌗板（图 4-4-7）相比具有很多优点：

（1）三维模型精确度高，消除了传统模型外科中的很多误差来源，使得𬌗板制作更加精准，同时术前的数字化模拟手术可反复进行直到获得理想方案，大大提高了手术的精确度与效果。

（2）术前的三维模型方便医生之间的术前讨论，有利于更加精确、高效地制定更加优质的手术方案。

（3）手术效果的可预见性提高，方便医患之间的术前沟通，使患者更了解手术的过程及效果，获得患者理解与支持。

（4）节省术前模型外科制作时间，一定程度上可以减轻医生的工作负担。

（5）对于比较复杂的颌骨在三维空间（前后向、左右向、垂直向、旋转等）移动的正颌手术，数字化𬌗板相对于普通𬌗板优势明显。对于需要复杂分块的正颌外科，数字化殆板也有优势。此外，数字化殆板还可以引导术中更加精确地进行切骨操作和钛板钛钉固定操作。

对于相对简单的颌骨整块切开前后（二维）移动的正颌手术，数字化殆板相对于普通殆板没有太多优势。另外，数字化殆板由特殊材料进行 3D 打印制成，其成本相对于传统模型外科的材料更高，患者花费可能也较高。数字化殆板对制作医生专业知识的要求和对设备（3D 打印机、激光扫描仪、手术设计软件、螺旋 CT 或锥形束 CT）的要求更高。

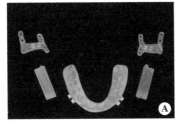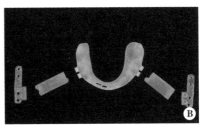

图 4-4-6　双颌手术数字化殆板

A. 上颌中间殆板；B. 下颌中间殆板

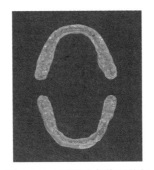

图 4-4-7　双颌手术普通殆板

6. 正颌外科采用什么麻醉，有什么特殊之处

麻醉是使用药物或者其他方法，使患者全身或局部暂时失去感觉，以达到手术能顺利进行的目的。自从世界上第一台公开的全麻手术于麻省总医院进行后，近百年来全麻技术飞速发展（图 4-4-8）。其中正颌外科手术一般在口内施行，解剖结构复杂，易出血，且时间较长，故而多采用经鼻腔气管插管的静吸复合全麻，相对于其他部位的全麻手术，正颌手术具有独特的麻醉特点。

（1）正颌外科手术常常需要从口内实施，位置深入、解剖结构复杂、视野不佳，使得手术牵拉造成组织水肿明显；术中频繁的颌骨移动也可造成气管导管脱管、弯折等；术区紧邻呼吸道出口，麻醉医师不能随时进行术中观察。

（2）牙颌面畸形的患者心理状况需要重视。正颌外科术前应给予患者充分的心理评估，抑郁、焦虑等患者术前均应给予恰当的药物治疗或心理疏导。

（3）上颌骨各型骨切开术及下颌骨升支手术中常见术后出血并发症。颌面部血运丰富，血管无静脉瓣膜，术中易渗血且不易止血。当手术伤及颌内动脉等血管时可在短时间内急性出血。术中为控制出血会进行控制性降压，而之后的血压回升也可能使原本已不出血的小血管再次出血。

（4）某些颌面部伴发畸形可能造成气管插管困难，部分还可能并发先天性心脏病，术前应严格进行麻醉风险及手术风险的评估。

（5）正颌手术术后并发症如出血、反流、误吸、呼吸道梗阻等后果严重，如不及时处理可危及生命。

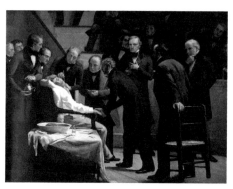

图 4-4-8　世界上第一例全麻手术于美国波士顿麻省总医院实施

7. 正颌外科手术前、手术后为什么要禁饮食

　　需要进行全麻的手术，一般都要求患者手术前禁饮食 6～8 小时。因为实施全麻后，患者会失去正常的保护性反射，如吞咽反射等。如果胃内胀满，胃内容物极易从食管反流，发生胃内容物反流误吸的紧急情况。其中的反流指胃里的东西从食管流出到口咽部；而误吸才是最可怕的，即反流出来的胃内容物进入气管和肺里。而手术中呕吐、误吸导致的吸入性肺炎是一种致命的并发症。这种情况在人清醒时不会发生，因为人体有保护性的神经反射，会把这些东西清除出来。但麻醉后的患者，这种保护性的反射因为麻醉药物的作用而消失，如果一旦发生，后果甚至是致命的。因此，手术麻醉前的严格禁饮食是尤为重要的。术前禁饮食的原则见表 4-4-1、表 4-4-2。

　　术后禁饮食主要是因为全麻术后患者尚未完全清醒，呼吸道的保护性反射仍未恢复，同时麻醉恢复期间常有呕吐并发症，因此全麻术后早期进饮食仍有发生误吸的危险。故而建议患者术后仍需禁饮食 4～8 小时。而术后长时间限制饮食，不仅容易导致患者饥饿、口渴，引发患者焦虑，还会由于进食时间的推迟影响患者胃肠功能恢复。早期饮食有利于患者体力恢复，疏导焦虑心情，促进患者术后恢复。因而可根据手术具体情况及患者恢复情况来决定术后禁饮食的时间，循序渐进地给予患者饮水，整个过程均需医生指导，患者及家属切不可自行进食饮水。

表 4-4-1　中华医学会麻醉学分会 2014 版《成人与小儿手术麻醉前禁食指南》

食物种类	禁食时间（h）
清饮料	2
母乳	4
牛奶和配方奶	6
脂肪类固体食物	6
淀粉类固体食物	8

表 4-4-2　美国麻醉医师协会 2017 版《健康患者择期手术前禁食及降低误吸风险的药物使用实践指南》中建议的禁饮食时间

食物种类	最短禁食时间（h）
清饮料	2
母乳	4
婴儿配方奶粉	6
牛奶等液体乳制品	6
淀粉类固体食物	6
油炸、脂肪及肉类食物	可能需要更长时间，一般≥8

8. 正颌外科麻醉为什么要气管插管，术后何时拔管

正颌外科麻醉一般采用经鼻腔明视气管插管，见图 4-4-9。

人体呼吸是依靠呼吸肌群的收缩与舒张完成的，呼吸肌群的正常运作是依靠主要分布于脑部的呼吸中枢来控制的。而全麻时，随着麻醉的加深，呼吸中枢会受到抑制，无法有效控制呼吸肌，会导致自主呼吸障碍或停止，因而就需要气管插管后借助呼吸机来辅助呼吸。同时正颌手术术区位于口腔内，其与呼吸道关系紧密。而颌面部血运丰富且血管无静脉瓣膜，术中

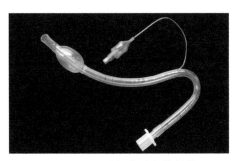

图 4-4-9　一次性鼻腔气管插管

易渗血，不易止血，加上口腔内存在大量的腺体可分泌唾液，血液、分泌物及冲洗术区的生理盐水等循口腔可进入呼吸道引起吸入性肺炎，故需要进行气管插管。

气管插管后建立了人工气道，能保持呼吸道通常并增加有效气体交换量，有利于麻醉期间的呼吸管理，辅助或者抑制呼吸，防止血液、冲洗水或分泌物进入呼吸道所致的误吸窒息风险，同时还可以使麻醉操作远离术野，有利于外科医生进行手术。由于手术操作常在口腔内，故而采用经鼻腔的气管插管。术后麻醉医生可根据患者呼吸、意识、脉搏等生命体征的恢复情况决定气管拔管时间，一般术后于手术室即可拔出。少数仍需辅助通气者，可带管进入复苏室进一步观察，待情况允许再行气管拔管。

9. 正颌外科手术需要导尿吗，术后多久才能拔导尿管

导尿术是指在严格的无菌操作下，用导尿管（图 4-4-10）经尿道插入膀胱将尿液引流出的操作，一般于手术室内麻醉后进行。

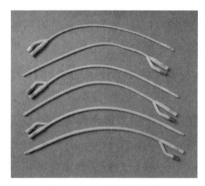

图 4-4-10　常用导尿管

排尿是一种复杂的反射活动，常在高级神经中枢控制下进行。肾脏通过滤过及重吸收作用形成尿液进入膀胱，当膀胱内贮尿量达到一定程度（400ml 左右），膀胱内压升高到一定程度时，膀胱便会被动扩张，使膀胱壁内牵张感受器受到刺激而产生神经冲动，冲动经过一系列神经传导传递后上传至人脑皮质的排尿反射高级中枢，并产生尿意，然后中枢控制相关肌肉进行排尿。全麻情况下肾脏仍然在形成尿液进入膀胱，而排尿反射却由于神经中枢的抑制而消失，不插导尿管尿液便会在膀胱内持续聚积，容易引起尿潴留甚至膀胱破裂。

因此当预计手术时间不超过 4 小时时，无须术前导尿。但是如果手术时间较长，超过 4 小时，或手术时长不确定时，为了防止发生尿潴留及膀胱的过度膨胀，应进行术前导尿。对于明确有前列腺和膀胱疾患者，则应常规术前导尿。术中的尿液监测可以反映患者的体液容量和肾脏灌流量情况，对于指导术后补液也具有重要意义。正颌外科术后需留置导尿管待能够自主排尿后方可拔出，一般需留至次日清晨。

10. 正颌外科手术需要输血吗

一般来说正颌手术术中止血充分，出血较少时不需要输血。但是颌面部血运丰富，结构复杂，静脉无瓣膜，当手术创伤较大、时间较长或者出血较多时，就有输血的可能性。

术前医师应计算患者的理论血容量以评估术中出血量及计划补液量。正常人血容量占体重的 6%～7%。手术中出血虽然可在输入生理盐水、乳酸钠林格液或血浆替代品后保持血压、心率的稳定，但大量红细胞丢失，会降低血液的携氧能力。因此必须输入同型血液以补充红细胞的不足，监测血液中血细胞比容（HCT）的变化以了解血液稀释程度，决定有无必要输血。一般认为，血细胞比容不低于 25%～30%，血红蛋白不低于 70g/L 时，可以采用平衡液和其他血液代用品补液，不必输血。这样既可以缓解血源紧张，又能防止输血可能造成的不良反应和并发症。当出血量超过全身血容量的 15%～20% 时，应该及时输血。补血量与失血量之间的差别，根据患者体质状况，通常以不超过 400～600ml 为宜。

输血需按照一定的原则进行：①输血前应先鉴定供血者与受血者的血型；②血型相符者，输血前也必须进行交叉配血检验；③反复输血的受血者还要检测供血者与受血者的 Rh 血型；④输同型血，不同血型间的输血只能在紧急情况下才可采用，但要注意输血量、输血速度及受血者的反应。表 4-4-3 为不同血型之间的输血、受血关系。

表 4-4-3　输血血型关系

患者	血型	可接受血型	可输血血型
甲	A	A、O	A、AB
乙	B	B、O	B、AB
丙	AB	A、B、AB、O	AB
丁	O	O	A、B、AB、O

第五节　正颌手术术后处置

1. 正颌外科手术后包扎的目的是什么

术后 2 周内使用颅颌绷带压迫术区软组织（图 4-5-1），主要是起到了压迫止血、减少死腔和积液及促进软组织重新附着到骨面的作用。

颌面部血供丰富，骨及软组织切开后创口渗血较为明显，如果有大量新鲜血液渗出或组织间进行性血肿，则提示可能术中损伤重要血管，须返回手术室打开伤口止血，如轻度渗血，可采用颅颌绷带加压包扎，以减少死腔和渗血，并密切监测有无口底及颌下区血肿形成。

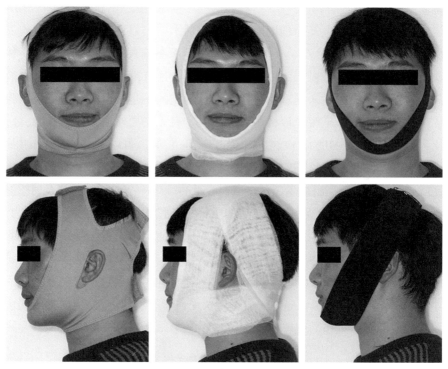

图 4-5-1　正颌手术后包扎

术后 72 小时是手术区域炎性反应和水肿的加重期，患者会出现不同程度的术区肿胀，颅颌绷带包扎的使用能减少死腔和积液，有效预防术区肿胀。

正颌手术须逐层切开软组织直达骨面，将骨膜紧贴骨面剥离，充分暴露骨面后按照既定手术方案实施手术，术后颅颌绷带加压包扎，促进软组织重新附着到骨面，不仅可增加血供促进骨质生成，还可防止软组织下垂影响面形。

2. 正颌外科手术后为什么要冰敷

术后 72 小时是手术区域炎性反应和水肿的加重期，患者会出现不同程度的术区肿胀、疼痛、甚至不能睁眼等反应。在术后 72 小时内连续进行冰敷是预防术后水肿、镇痛及减少术后创口渗血的有效方法。

将冰袋（图4-5-2）放入塑料袋内，用大、厚毛巾将冰袋包好，切忌外露，以免冻伤患者，将另一条毛巾折叠3~4层备用，并将包好的冰袋放置在折叠毛巾上，轻轻地放置在患者需要冰敷的伤口周围。

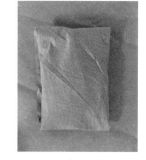

冰敷时要注意冰袋是否有漏水，冰块是否融化等，必要时及时更换，同时应严密观察冰敷处有无冻伤的症状，一旦有冻伤，及时处理。

图4-5-2　用于正颌手术后冰敷的冰袋

对于重复使用的冰袋，应经过流水冲洗及消毒巾擦拭后方可放入冰箱进行冰冻，循环使用。

3. 正颌外科手术后为什么要输液

（1）预防感染：口腔是消化道与呼吸道的起始端，长期与外界相通，是人体的暴露部分，各种细菌在这些部位聚集、滋生、繁殖，当机体抵抗力下降时，容易发生感染。

（2）止血：一般正颌手术颌骨截骨的断面无法彻底止血，主要依靠复位固定后骨断面微小血管压迫自行凝结止血，少量的渗血属于正常现象。麻醉结束后，随着患者血压的回升，渗血现象可能加重。

（3）消肿：术后72小时是炎性反应和水肿的加重期，患者会出现不同程度的术区肿胀、疼痛等反应。术后1~3天可给予小剂量糖皮质激素，配合术区冰敷等以减轻肿胀。

（4）止吐：术后恶心、呕吐可能由麻醉药物反应、手术刺激及术中术后吞入血性分泌物刺激引起，术后早期大量呕吐可能造成误吸，并有窒息的风险，对于恶心呕吐的患者，可适当给予止吐药物，抑制呕吐反射。

（5）营养神经：颌面部血管神经丰富，其中一部分神经走行于颌骨内，在正颌手术中，随着颌骨的劈开、移动，可能震动、拉扯甚至切断神经，术后可能出现相应区域的暂时或永久性麻木。以下牙槽神经为例，其在下颌骨内走行的位置接近下颌骨矢状劈开术时切开的部位，在术中可能意外切断、或因震动与拉扯而损伤该神经。

（6）补液、营养支持：术后患者胃肠道功能是正常的，营养补充的主要困难是进食障碍。由于术后疼痛、肿胀不适或者颌间固定而无法进食，这可能影响到患者的康复。术后第一日由于反应较重，不适感明显，进食量较少，应予以补液、营养支持，之后随着进食量的增加，可减少补液量。

因此，正颌外科手术后需根据患者情况予以相应药物（如抗生素、维生素C、地塞米松等）输液治疗。

4. 正颌外科手术后为什么要用抗生素

口腔是消化道与呼吸道的起始端，长期与外界相通，是人体的暴露部分，各种细菌在这些部位聚集、滋生、繁殖，在正常情况下不会致病，当机体抵抗力下降时，容易发生感染。正颌手术的切口在口腔内的黏膜上，术后切口一直处于有菌的唾液中，无法保证其无菌环境。

正颌手术后，患者无法通过刷牙、牙线等方式维持口腔卫生，仅依靠含漱、口腔冲洗等方式，口腔清洁程度有限。进食后切口很容易滞留食物，给细菌的生长繁殖提供了大量的营养物质。

此外，术后患者抵抗力下降，营养支持等减少，发生感染的风险大大增加，可使用抗生素预防感染。感染后可能出现术区的红、肿、热、痛，甚至伴随着高热、寒战等全身不适，需长期冲洗、换药控制感染。若感染程度较重，甚至可能影响颌骨愈合、造成颌骨坏死。

5. 正颌外科手术后需要插胃管吗

正颌手术的切口位于口内，进食后如有食物残渣滞留在术区周围，会增加感染的风险。另外，在术后会有2～4周的时间将上下牙通过橡皮圈固定在一起，进行颌间弹性牵引固定，这段时间内，患者进食会比较困难。

有些医院采用插胃管（图 4-5-3）的办法，即由鼻孔插入，经咽部通过食管到达胃部，来保证患者营养及口腔卫生。但这种方式不适感较强，且有可能会造成黏膜损伤、声带破损等后遗症。

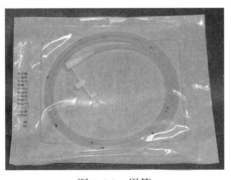

图 4-5-3　胃管

部分患者可以选择以代金管进食，从磨牙后区将食物注入让患者吞咽，在进食之后及时含漱并予以口腔冲洗来保证伤口清洁卫生，预防感染，减少患者的不适感。

6. 正颌外科手术后如何进食

正颌手术当天需要禁食、禁水，以免发生误吸、甚至窒息等，需通过静脉输液维持机体所需。患者如果实在觉得口渴，可以在术后 6 小时后用棉签沾取清水或淡盐水湿润嘴唇。

术后饮食应给予高营养、高热量、高维生素饮食为主，以保证电解质和各种营养物质的摄入。流食可多样化，少量多次，以清淡为主，避免辛辣。

术后第 2 天开始可以进流质饮食。进食不能直接从口内进入，需用代金管由磨牙后区进入，以免污染伤口，见图 4-5-4。不宜过冷或过烫，以温热为宜。术后的第一次进食以温热糖水为佳，首次进食不宜超过 20ml，然后观察 15～30 分钟，如无呛咳、恶心、呕吐等不适，方可继续进食。第一次空腹不宜进食牛奶或过于油腻的饮食，以免引起腹泻。

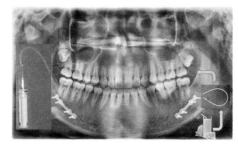

图 4-5-4　代金管由双侧磨牙后区的间隙（圆圈）注入流质饮食

正颌手术之后 3～4 天，往往需要开始进行颌间弹性牵引，即把上下颌牙齿拴在一起，以维持患者正常的咬合关系，时间持续 2～4 周。因此，患者在这段时间内，都无法咀嚼食物，也只能通过代金管进流质食物，如牛奶、果汁、各种汤类等。在拆除弹性牵引后，大部分患者会有一定程度的张口困难，一般在进行 2 周左右的开口锻炼后即可恢复正常。在此期间患者可从半流质、软食然后过渡至正常饮食。

7. 正颌外科手术后如何开口训练

正颌外科手术改变了颌骨的位置，也就改变了咀嚼肌的工作长度，加上一段时间的颌间制动，患者的张口度不能达到正常范围，这就要求患者有意识地训练自己的张口功能，主动与被动张闭口交替进行，逐渐使张口度恢复正常。

主动训练可每日 4 次，每次 2～3 分钟，逐渐延长训练时间。被动张口训练

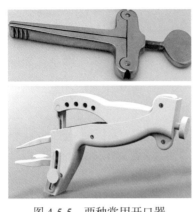

图 4-5-5　两种常用开口器

主要是指通过开口器（图 4-5-5）辅助训练，逐渐增加患者张口度。使用开口器过程中要注意力度，将开口器置于磨牙区，切忌在前牙区使用开口器，以免损伤前牙。训练时将开口器较窄的一端置于磨牙，刚开始时程度不宜过重，以防伤口裂开或出血，以后逐渐加大开口器张开角度，使开口逐渐增大。每天 5 次以上，每次应被动开口至有疼痛感，每次保持 5～10 分钟，左右交替训练，训练15～20 分钟。

8. 正颌外科手术后如何维持口腔卫生

正颌手术的切口大多在口腔内的黏膜上，很容易受到食物的污染；而且，口腔内本来就存在很多细菌，平时不会致病，当黏膜上存在手术切口时，这些细菌就可能导致创口的感染。因此，正颌手术之后维持良好的口腔卫生既困难，也非常重要。

目前，正颌手术之后的口腔清洁方法主要有以下几种：首先，护士会用灭菌的生理盐水冲洗口腔，每天 3 次；其次，在每次进食之后，应争取用清洁的温开水和专用漱口水漱口，清洁残留的食物残渣；再次，手术切口大多位于口腔前庭沟内，手术缝线上更容易存留异物，可以使用棉签蘸取适量漱口水轻轻擦拭手术创口和缝线；最后，手术 5 天之后，就可以尝试开始刷牙了（可以使用牙膏），只要动作轻柔，是不会对创口愈合造成不良影响的。

9. 正颌外科手术后颌间结扎的目的是什么

正颌手术后颌骨处于新的位置，而我们的咀嚼肌还是习惯以前的位置，它们会牵拉颌骨，导致术后复发。这时就需要橡皮圈（图 4-5-6），利用弹性牵引的力量对抗肌肉的拉力，将牙齿牵引到𬌗板内，并稳定一段时间。肌肉需要较长时间的调整才能适应新的位置，进行适当时间的颌间固定是防止和减少术后复发的重要措施。由于颌骨坚固内固定的发展，正颌手术后颌间固定的时间较以前已经

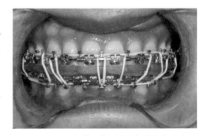

图 4-5-6　颌间牵引用橡皮圈固定

明显缩短，但是适当时间和方式的颌间固定仍然是必要的。

10. 正颌外科手术后多久拆线

正颌手术切口设计在口腔前庭沟，术中切开黏膜、肌肉、骨膜，暴露骨面。按照手术设计移动颌骨并坚固内固定后，使用电刀严密止血、分层缝合。创口愈合包括各种组织的再生、肉芽组织增生、瘢痕组织形成的复杂组合，是各种过程的协同作用，受切开部位、局部血液供应情况、患者全身状况等多种因素的影响。

正颌手术切口严密对位缝合，口腔颌面部血供丰富，若伤口无感染，炎症反应轻微，表皮再生在24～48小时内便可将伤口覆盖，肉芽组织在第3天就可从伤口边缘长出，7～10天胶原纤维形成，此时可拆除缝线；而对于营养不良、切口张力较大等特殊情况可考虑适当延长拆线时间。

正颌手术的口内切口可以选用可吸收线缝合黏膜组织，这种线可自行吸收后脱落，见图4-5-7。但由于正颌手术的特殊性，术后需颌间弹性牵引，口腔清洁措施有限、口腔卫生状况不佳，进食后易产生食物滞留，粘连在缝线上，增加感染风险，甚至影响颌骨愈合。而缝线吸收较慢，需2～5周甚至更长时间才能完全脱落。因此，更推荐术后7～10天拆除缝线。

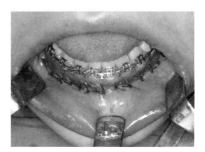

图4-5-7　口内可吸收缝线

11. 正颌外科手术后鼻形态会变化吗

正颌手术一般是改善颌骨及牙齿排列情况，可以改变面部形态。虽然多数正颌手术本身不会直接涉及鼻子，但是颌骨位置的改变往往会引起鼻形态的改变，见图4-5-8。

如果行上颌正颌手术，上颌骨位置在三维空间的移动是绝对的，但是鼻部的移动却很有限，尤其是鼻根部，几乎不会有明显的位置变化，如上颌前徙术，上颌骨明显前移而鼻子几乎停留在原位，相对来说鼻子就会显得比术前塌陷。此外，上颌正颌手术通常会剥离鼻底和鼻翼下方骨膜，同时会凿断鼻中隔，而这些附着和结构有固定、维持鼻形态的作用，虽然术中外科医生

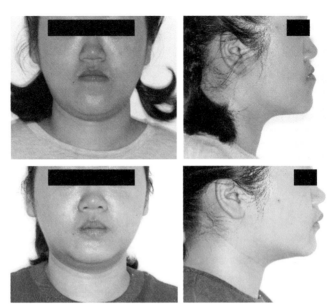

图 4-5-8　患者正颌手术前和术后鼻形态的改变

上排：术前；下排：术后

会采取必要的措施减少上颌骨手术对鼻形态的不良影响，但从长期随访结果来看，上颌骨勒福Ⅰ型骨切开术和上颌根尖下截骨术都可能会导致鼻翼变宽、鼻孔变大和朝上、鼻尖上抬和鼻根高度下降等改变。对于上颌骨需要上移的情况，由于鼻底的上抬可能会挤压鼻中隔和下鼻甲，上述不良改变可能会尤其明显。因此，外科医生和患者术前应该对鼻形态的改变有充分的认识，术中外科医生应尽量减少手术本身对鼻形态的影响，术后必要时可以行鼻整形改善。对于上颌骨勒福Ⅱ型和Ⅲ型骨切开术来说，手术本身就涉及鼻部，影响更为明显。

第六节　正颌手术相关问题

1. 现代正颌外科在中国是怎么起步的

　　我国在 20 世纪 50 年代就有开展颌骨畸形外科矫治的文献报告，内容主要是关于下颌前突的手术矫治。但以外科和正畸联合矫治牙颌面畸形为特点的现代正颌外科学在我国兴起于 80 年代以后，在此期间，由于先进颌骨手术器械的引进和口腔固定矫治器技术的发展，使外科矫治牙颌面畸形在我国得到迅速发展。20 世纪 80 年代初，华西医科大学口腔医学院王大章教授率先组建了外科–正畸联合矫治牙颌面畸形研究与治疗组（图 4-6-1）。1985 年 10 月，华西医科大学口腔医学院在成都举办了国内第一次正颌外科讲习班，由口腔颌面外科和口腔正畸科专家全面介绍了正颌外科的概念、治疗原则、常用手术方法，并进行了上颌前徙和下颌后退术同期矫治下颌前突伴上颌发育不良的手术示范。同年 12 月，全国第一届外科正畸学术讨论会在青岛召开，会议确立了外科矫治牙颌面畸形的主要原则——外科与正畸联合、功能和形态并举。华西医科大学学者在会议上提出了用"正颌外科"这一中文医学术语来表示口腔颌面外科领域中这个新的分支学科的内容和概念。目前，正颌外科这个专业名称已经在全国范围内得到学术界公认。

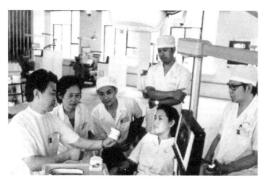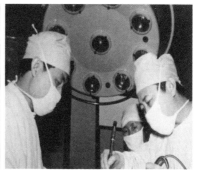

图 4-6-1　我国早期外科–正畸联合研究与治疗组

进入 20 世纪 90 年代以来，现代正颌外科在我国经历了学习、引进、消化吸收并在实践中不断总结提高之后，已开始走向成熟，在基础实验和临床研究等方面的成果已接近或达到国际先进水平。在此期间，以国内外正颌外科的研究成果和临床经验为基础，将"牙颌面畸形"列为专门章节（王大章教授撰写）正式纳入我国的《口腔颌面外科学》高校统编教材（邱蔚六，1993）。随后，《正颌外科学》（张震康等，1994）、《正颌外科手术学》（王兴等，2000）和《正颌外科》（胡静等，2006）相继出版，国内陆续出版的口腔颌面外科专著中也把正颌外科作为重要章节介绍。正颌外科也开始从国内几所口腔医学院开展，逐步向一些省市级医院普及。上述成果和进展，标志着我国的正颌外科已经成熟，并进入了新的发展时期。近年来，我国学者在复杂牙颌面畸形的外科矫治、颅面三维形态测量、正颌外科手术计算机模拟和预测系统、正颌外科治疗阻塞性睡眠呼吸暂停综合征及某些复杂颌骨骨折病例等方面取得了显著成效。

2. 为什么说正颌外科是医学和艺术的结合

正颌外科是利用外科手术矫正颌骨发育异常引起的咬合错乱及颜面形态比例失调，正颌外科的诊断、手术设计和预后评价都是与美学密不可分的。牙颌面畸形的患者常常会表现出一些大家都不陌生的颜面形态特征，如"地包天"、"暴牙"、"鸟嘴"、"歪脸"、"方脸"等。尽管每个人对美或丑的定义都带有主观性，但普遍认为上述的牙颌面畸形形态特征是不美观的。从审美的角度来讲，理想的面形，正面观应符合"三庭五眼"。尽管普通人也很少能达到这样的完美颜面比例，但牙颌面畸形的患者这一比例失调更为明显。患者就诊时，正颌医生首先是通过观察患者正侧貌、问诊和查体，了解患者的错𬌗畸形严重程度及初步的软组织轮廓美学印象，然后患者需要去拍摄正侧位的 X 线片，进行 X 线头影测量，医生在影像片上进行精确化的骨性和软组织的错𬌗畸形及美学分析，再参考我国高颜值人群的颜面部硬、软组织数据，结合患者主观要求，达到一个比较理想的医患共同的预期效果认知。大多数患者还需要拍摄螺旋 CT 进行三维重建，术前医生可通过数字化软件在电脑上模拟截骨、确定骨段的移动距离和方向、建立术后的咬合关系，从而精确地设计手术。正颌术后的畸形矫治效果和美观改变程度需要通过面部观察、影像学检查及患者和医生的主观感受来评测，因此说美学贯穿了整个正畸-正颌治疗过程。牙颌面畸形的患者外在表现是颜面不美观，内在表现则是牙齿排列紊乱、口颌功能异常，在这些因素的作用下，不仅会影响到患者的生活，而且严重者甚至影响到工作，这类患者通常还会有自卑心理。正颌手术不仅能矫治畸形、改善功能，还能够美化颜值，因此可以说正颌外科是医学和艺术的结合。

3. 正颌外科手术使用的颌骨动力系统是什么

正颌外科的发展与先进、高效的手术器械的开发使用密不可分，器械的不断革新促进正颌外科向"微创、精细和精确"的技术观念前进。正颌外科手术动力系统一般由控制器、电动机、机头、冷却水路四部分组成，电动机输出能量经机头传动转换产生各种方向的运动，带动机头上的钻针或锯片进行打孔或各种方向的截骨操作，见图4-6-2。

（1）控制器：用于控制和调整电动机的启动、停止、转速和旋转方向，由电源、电子电路和各种功能开关等组成。控制器的功能开关包括主机面板上具有控制各参数与功能的开关，术者还可根据工作需要选择手动或脚控开关。

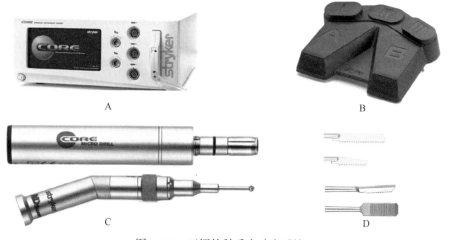

图 4-6-2　正颌外科手术动力系统

A. 控制器；B. 脚控开关；C. 高速电钻；D. 多种切割耗材

（2）电动机：为各种机头的工作提供动力。目前常见两种电动机安装方式：一种将电动机直接安装在机头手柄内，使用时稳定性好，但其动力输出上限会受到影响；另一种是将电动机安装在主机内，该方法机头动力输出强劲、扭矩大，但在器械保养方面需要更多关注。

（3）机头：用于实现颌骨手术动力系统在不同空间方向上的切割和钻孔操作。按功能可分为往复锯、摆动锯、矢状锯和骨钻；按其与长轴成角关系可分为直机头、弯机头和反角机头三种。

（4）冷却水路：高速骨切割和钻孔操作会产生大量的热能，无菌生理盐水经冷却水路流出既可以对手术区域降温，也可以清理术区令手术者视野清晰。

4. 正颌外科的固定材料有哪些

正颌手术最早使用的固定方式是不锈钢丝骨间固定+颌间橡皮圈弹力牵引。术中将切开的牙-骨段移动到预定位置后，用裂钻在两断端皮质骨上打孔，用不锈钢丝穿入结扎固定，该方法不能彻底固定骨段，需要配合颌间橡皮圈弹力牵引，将上下颌牙列通过𬌗导板定位后，用橡皮圈通过牙弓夹板或正畸托槽、方丝上的挂钩将上下颌牙列拴结在一起。颌间固定需要 4~6 周，期间患者不能张口，不利于摄取营养、清洁口腔、伤口维护等，并且因切口分泌物难以及时排出，增加了窒息的风险，因此该方法在临床上应用逐渐减少。

现代正颌外科术中主要使用坚固内固定技术，使用螺钉和刚性金属板进行固定。目前主要应用的是纯钛或钛合金加工成的钛板钛钉。金属钛具有良好的生物安全性和相容性，并有很强的耐腐蚀性及较低的弹性模量。螺钉包括拉力螺钉和固位螺钉。前者能产生断面加压，主要用于颏成形术和下颌升支矢状劈开术后近远心骨段的固定；后者仅是将骨段固定在一起不会加压，可用于双层皮质骨固定或固定小夹板。钛板系统根据厚度分为小型板（厚度1.0mm 左右）、微型板（厚度 0.6mm 左右），根据形状可分为直形、弧形、L形、T 形、X 形、Y 形、阶梯状等，适用于不同手术部位的需要，见图 4-6-3。钛板钛钉的使用能提高术后骨段的稳定性，防止术后复发，并且坚固内固定后可不用颌间结扎固定，或只需较短时间颌间结扎固定，有利于维持术后营养、早日恢复口颌系统功能。

近年来出现了生物可吸收夹板固定系统，该系统使用的材料是机体可降解的有机高分子聚合材料，能在体内自动降解。但其机械强度不足，仅限于颌面部低应力区的固定，并且其价格高昂、术后不能在 X 线下显影，其效果还需长期临床验证。

110

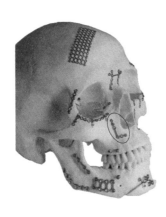

 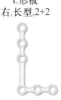

| L形板
左,中型,2+2 | L形板
右,中型,2+2 | L形板
左,长型,2+2 | L形板
右,长型,2+2 |
| L形板
左,长型,3+3 | L形板
右,中型,3+3 | L形板
左,长型,3+3 | L形板
右,长型,3+3 |

图 4-6-3　正颌手术常用钛板

5. 正颌外科为什么需要钛板钛钉固定

牙颌面畸形的患者因颌骨发育异常，引起颌骨的体积、形态异常，以及上下颌骨之间、颌骨与颅骨之间的位置关系异常。而正颌手术通过术前精确的测量设计，术中巧妙地切开颌骨、移动骨段，将位置异常的颌骨移动到正常位置上后进行有效的骨间内固定或颌间固定，这对术后维持颌骨在正常位置上的稳定性尤为重要。以往没有钛板的时候，医师需要通过不锈钢丝骨间固定+颌间橡皮圈弹力牵引的固定模式来维持颌骨在新位置的稳定，长达4～6周，术后患者无法张口，对患者的营养摄入、口腔清洁、口颌系统功能训练都有不良影响。随着科技进步，借助螺钉和刚性金属夹板进行坚固内固定的技术逐步发展起来，当前使用最广泛的坚固内固定材料便是钛板钛钉。金属钛具有良好的生物相容性，术后排异反应很少，并有很强的耐腐蚀性，能够安全地与人体共处。钛的弹性模量是金属里面较低的，不易发生形变，固定强度高，因此钛板钛钉的使用能在术中更精准地调整咬合关系，增加骨断端的稳定性，避免术后骨块移动。使用钛板钛钉进行坚固内固定，可缩短颌间结扎固定周期，术后患者可早期开口进食，早期进行张口训练，有利于口腔卫生的维护、减少颞下颌关节和肌肉并发症，见图4-6-4。

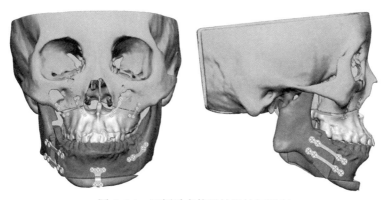

图 4-6-4　正颌手术使用钛板钛钉固定

6. 正颌外科使用的钛板钛钉需要取吗

正颌手术中使用钛板钛钉进行坚固内固定，能更精准地调整咬合关系、增强骨断端的稳定性，在术后颌骨愈合过程中起维持稳定性作用，有效防止术后骨块移位，故一般不需要二次手术取出。钛板钛钉系统经长期临床应用证明，其具有良好的生物安全性和很强的耐腐蚀性，它是人工关节和种植牙牙根等永久性植入物的主要成分，植入后一般不用取出，可长期与人体和平共处。但有下面几种情况选择取出钛板钛钉：①部分患者因对植入体内的异物产生心理排斥反应和主观感觉障碍，因此主动选择取出；②正颌术后发生感染或免疫排斥反应而被动取出钛板钛钉；③少数患者在皮肤较薄部位（如颧部、下颌体等）应用钛板钛钉后，随环境温度变化可有不适感而选择取出；④部分患者对术后影像学检查有顾虑而选择取出；⑤术后钛板钛钉松动、断裂；⑥部分未成年患者因还处于骨骼生长发育期，需及时取出钛板。如确需取出钛板钛钉，应在颌骨完全愈合后，比较稳妥的时间是术后 8 个月。金属钛生物相容性极好，在体内和骨质的结合会越来越紧密，显著增加手术难度，最好在术后 12 个月内取出。因此如需取出钛板钛钉，最佳时间是术后 8~12 个月，过早可能导致骨愈合不全，过晚则手术难度加大。

7. 正颌外科手术会留瘢痕吗

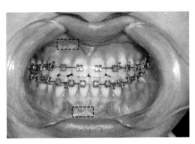

图 4-6-5　虚线框内显示口内白色瘢痕

正颌外科是一门医学与艺术相融合的学科，正颌手术不仅是改善咬合功能，还需兼顾美观，术中切口设计原则一般为尽量短、小，顺应皮纹，位置隐蔽且不影响重要结构及功能。正颌手术切口多设计在口内，瘢痕也隐藏在口内，不会影响面部美观，见图 4-6-5。口内瘢痕多位于转折部位，如嘴唇与牙龈的转折部，日常生活交流中不会显露出来。并且因口内软组织多为粉色，随着愈合，瘢痕的颜色也趋向于粉白色，因此一般人不经过仔细观察是较难发现瘢痕的存在。若手术需要在面部做切口时，医生会尽量使切口隐蔽，首选切口部位如发际线内、耳后等，这些部位产生的瘢痕由于有头发、耳的遮挡，在日常生活交往中是难以被人注意到的。其次是耳屏前、下颌缘、唇缘、鼻孔缘、鼻唇沟、眉毛上下缘、发际线等，这些部位的切口因沿着相应器官和颌骨的自然轮廓线，术后产生的瘢痕不明显。医生在做口外切口时会顺皮纹线做"朗格线"切口，沿着"朗格线"做的切口愈合最快，瘢痕最轻。若不能顺着皮纹，会改用 Z 形切口，减少瘢痕产生。手术瘢痕的程度还受较多因素的影响，如年龄、术后伤口护理、是否为瘢痕体质等。另外，瘢痕对美观的影响程度也受个人主观认知的影响，相同的瘢痕有人觉得无所谓，有人却难以接受。对于术后产生的瘢痕，可通过放射疗法、激光疗法、二次手术、局部药物敷贴等方法改善。

8. 正颌外科手术需要使用镇痛药吗

一般来说，手术后出现伤口疼痛属于正常的生理现象，是机体对刺激的一种保护性反应。手术对人体是一种创伤，术中相关组织损伤会引起大量的炎性致痛物质的释放，这些物质会激活感受器产生痛觉，还可使中枢敏化，导致机体对疼痛刺激的反应强度增加。正颌术后疼痛是不可避免的，不同患者对疼痛的耐受力不同，同样的手术切口，有人只感觉不舒服，有人却痛到睡不着觉。术后疼痛必要时可以使用镇痛泵（图 4-6-6）或者给予镇痛药，使用 2～3 日疼痛基本缓解。目前患者自控镇痛技术已广泛用于术后镇痛治疗。该技术是经医护人员根据患者疼痛程度和身体情况，预先设置镇痛药物的剂量，再交由患者自我管理的一种疼痛处理技术，当患者感觉疼

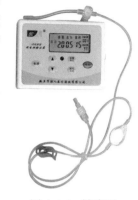

图 4-6-6　镇痛泵

痛时，自行按压给药键，就有适量的镇痛药注入体内，达到镇痛效果。药物配方主要有中枢镇痛药（芬太尼）、非甾体抗炎药（氯诺昔康）。并非所有术后疼痛都属于正常生理现象，术后切口刺痛、灼痛，提示可能有炎症或化脓，这种现象多发生在术后 1 周以后，应及时告诉医护人员检查处理。此外，手术切口组织增生要持续 3～6 个月，期间切口局部有新生的神经末梢生成，瘢痕会出现痒痛，一般以刺痛最为明显，该情况一般不需要做特殊的处理。术后的疼痛也与患者的心理有关，术后患者感觉不适，会出现不同程度的焦虑，影响休息，不利于术后恢复，导致疼痛加重。因此，术前应向患者宣教手术相关知识，削弱患者的恐惧感，提高疼痛阈值。术后患者应做一些轻松愉悦的事情，如听广播、阅读杂志、看电视等，从而分散转移对疼痛的注意力。

9. 正颌外科手术后饮食有什么建议

正颌外科手术后可能需要牵引咬合 3～4 周，期间患者无法张嘴，需采用代金管喂进流质饮食，根据切口位置和伤口大小，还可能选择鼻饲。铪板拆除后过渡到正常饮食。患者忌食辛辣刺激性食物，忌中药材补品和补血化瘀类食物。

（1）代金管喂食

1）进食前，将洗干净的代金管先抽吸 20ml 温开水，将管前端轻轻地放入口腔舌根部，慢慢注入流质饮食，进食完后再抽吸 20～40ml 温开水冲洗管道及口腔内的食物残渣，起到清洁口腔的作用。流质饮食和温开水温度为 20～25℃。

2）行殆板固定的患者，在第三磨牙后间隙或者有缺牙的空隙轻轻地插入代金管至舌根部才能进食，不可直接将代金管放置在伤口上面进食，放好代金管后进食方法同上。

（2）鼻饲

1）由护士将胃管从鼻腔插至胃里，直接从胃管注入流质饮食的方法。

2）每次注入流质饮食前后，均需注入 20～40ml 温开水，以便润湿管道和观察胃管是否在胃内及冲洗管道内壁食物残渣，防止管道堵塞和食物发腐引起腹泻。

3）鼻饲每次建议进食量为200ml 左右，进食间隔时间＞2 小时，食物温度在 45～55℃。

（3）住院期间可食用的流质饮食包含米汤、牛奶、豆浆、鸡汤、鱼汤、鸭汤、排骨汤、各种蔬菜汤、水果汁、芝麻糊、米糊等。注意：汤里不加任何中药材和补品，如当归、黄芪、大枣、枸杞等活血化瘀的食物。住院期间暂不喝鸽子汤和甲鱼汤。

（4）每日少量多餐，建议每天进食 6～8 次，总量＞1000ml。

（5）建议每日食谱：07：00 早餐，米汤＞200ml（除糖尿病患者外加少量白糖）；10：00 加餐，牛奶、水果汁、豆浆＞250ml；12：00 午餐，各种肉汤、米糊、芝麻糊＞250ml；16：00 加餐，牛奶、水果汁、蔬菜汁＞250ml；18：00 晚餐，各种肉汤、米糊、芝麻糊＞250ml；21：00 加餐，牛奶、豆浆＞200ml。

注意：进食量及进餐次数可根据患者的饮食习惯和喜好做适当调整，特殊饮食的患者则根据疾病需要进食（如糖尿病、高血压、肾脏疾病、肝脏疾病等患者）。

10. 正颌外科手术后多久可以洗头

手术后应避免过早洗头或洗澡，其原因第一是伤口尚未完全愈合，在洗头或洗澡过程中打湿了伤口，容易污染伤口，导致伤口感染、发炎；第二是术后患者身体一般比较虚弱，免疫力较差，若因洗头或洗澡引起感冒，不利于术后身体康复和伤口愈合；第三是热水可使血管扩张充血，有可能导致术中断裂的血管再次出血，形成血肿，引发面部肿胀及感染（图 4-6-7）。因此，正颌手术后 1 周内不应洗头或洗澡，避免同时洗头和洗澡，注意保暖，避免感冒，水温不宜过烫，时间不宜过长。术后 1 个月内不宜泡温泉、蒸桑拿。术后应适当休息，避免剧烈运动，剧烈运动也可导致血管扩张出血。

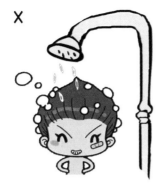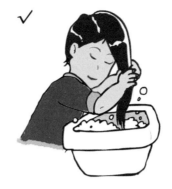

图 4-6-7　正颌手术后避免过早洗头或洗澡

11. 钛板会影响检查吗

　　常见的影像学检查主要包括 X 线片、CT、MRI。最容易产生顾虑的是钛板对 MRI 检查的影响。MRI 通过利用磁共振现象从人体中获得电磁信号，并重建人体信息，在检查过程中会产生较强的磁场，而磁性物质在这种磁场作用下会显示一定的磁性，产生附加磁场，根据附加磁场对原有磁场的影响，可以把磁性物质分为三类：①铁磁质，会使原有磁场加强；②顺磁质，使磁场略微增强；③抗磁质，使磁场强度减弱。常见的金属如铁，属于铁磁质，而正颌外科使用的钛板属于顺磁质。顺磁质和抗磁质的磁性都很弱，且在外磁场撤销后会随之消失。当体内有金属植入物时，做 MRI 检测首先应考虑的问题是磁场作用下金属不会发生移位，其次是金属伪影对检查结果影响大小。在 MRI 检查中，金属被磁场磁化，产生吸引力，有发生移位的可能，并且磁化过程中金属会产热，移位和产热都可损伤周围组织，其中铁磁质在磁性物质中影响最大，在做 MRI 时不能携带。金属产生伪影的大小与金属材料的磁化率及磁场强度相关，磁化率越大、磁场强度越高，产生的伪影越大，伪影使金属所在处局部解剖结构变形或消失，影响被检查部位及邻近组织观察。研究表明，多种口腔科材料对 MRI 影响排序如下：钴铬合金＞镍铬合金＞低钛合金＞纯钛＞金、金合金，越是贵金属，纯度越高，MRI 下产生的金属伪影越小。正颌手术使用的钛板系统，属于顺磁质，其钛含量较高，在磁场中产生的吸引力很小，一般不会移位，产热很低，不至于损伤周围组织。

　　X 线片和 CT 的原理都是利用 X 线能穿过人体，人体不同部位不同组织对 X 线的吸收和透射能力不同，经过电脑处理后产生由黑色到白色不同灰度的影像，在检查过程中并不会产生磁场，因此一般不用取出钛板，只需考虑钛板系统对影像质量的影响。一般而言，检查部位非钛板所在部位，影响较小，无需取出钛板。当检查部位位于钛板所在部位及周围时，金属伪影则可能影响所需观察部位的影像结构，此时应当考虑钛板大小、数量、分布等，以及医生对影像质量的要求。总的来说，正颌术后患者进行 X 线片、CT、MRI 检查，大多数情况下是无需取出钛板的，但患者在做检测前应告诉医生存在的金属植入物和材质，必要时应询问手术医师和供货商。

第七节 正颌手术术式

1. 上颌骨前部骨切开术

上颌骨前部骨切开术是通过切开上颌骨前分，形成包括前鼻棘和前部骨性鼻底在内的牙骨段，多采用后退、上移或旋转此骨块来矫治上颌前牙及牙槽骨畸形。

（1）适应证：该术式主要用于矫治骨性安氏 I 类的上颌前牙及牙槽骨前突畸形（即上颌龅牙），或配合其他手术方式用于矫治双颌前突、前牙开𬌗。

（2）手术方法：该术式一般从口内进行。医生在手术过程中为了给骨块的移动提供空间，需要在手术中拔除双侧上颌各一颗双尖牙。医生在进行骨切开后，将骨块移动固定在术前制作好的𬌗板上，并用钛板和螺钉在两侧进行坚固内固定，见图 4-7-1。

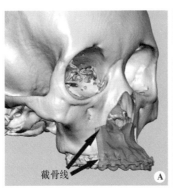
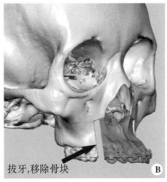
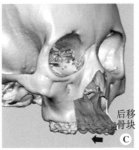
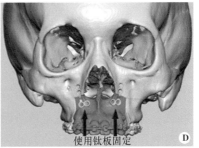

图 4-7-1 上颌骨前部骨切开术

A. 截骨线；B. 拔牙；C. 移动骨块；D. 钛板固定

2. 上颌勒福Ⅰ型骨切开术

勒福Ⅰ型骨切开术基本上是按照上颌骨勒福骨折分类的Ⅰ型骨折线的走向切开上颌骨各壁，使离断的上颌骨能够向三维方向移动，以矫治不同类型的上颌骨畸形。

（1）适应证：①矫治上颌骨前后向发育不足或过度；②矫治上颌骨垂直向发育不足或过度；③旋转移动上颌，矫治颜面不对称畸形；④扩宽上颌骨，矫治上颌牙弓缩窄；⑤与其他手术配合，矫治复杂的，尤其是同时累及下颌骨的发育性和继发性牙颌面畸形。

（2）手术方法：该术式一般从口内进行。手术截骨线与上颌骨勒福Ⅰ型骨折线基本相同。医生在骨块上移和后退时需要去掉部分骨为移动创造空间；在骨块前进和下降的量比较大时需要进行自体骨移植以保持骨块稳定，防止术后复发。医生在进行骨切开后，将骨块移动固定在术前制作好的殆板上，并用钛板和螺钉在两侧进行坚固内固定，见图 4-7-2。

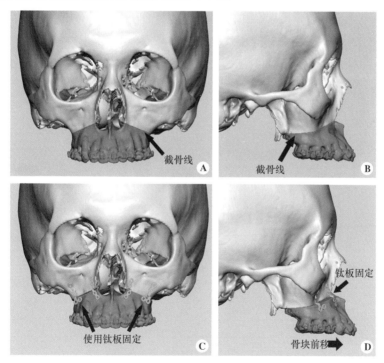

图 4-7-2　上颌勒福Ⅰ型骨切开术

A、B. 截骨线；C、D. 移动骨块，钛板固定

3. 上颌勒福Ⅱ型骨切开术

有些面中分的畸形不仅涉及上颌骨而且累及鼻、眼眶与颧骨等部位，单纯

上颌骨勒福Ⅰ型骨切开术不能治疗这种畸形。

（1）适应证：可以矫治鼻–上颌发育不足伴有骨性安氏Ⅲ类骨性错颌畸形。

（2）手术方法：该术式除在口内做切口外，还需在鼻旁做切口。医生也可采用头皮冠状切口，但需附加眼眶下切口，术后均会留瘢痕，发际线较高或瘢痕体质的患者尤甚。手术截骨线与上颌骨勒福Ⅱ型骨折线基本相同。在进行骨切开后，将骨块移动固定在术前制作好的𬌗板上，并用钛板和钛钉在两侧进行坚固内固定，见图4-7-3。

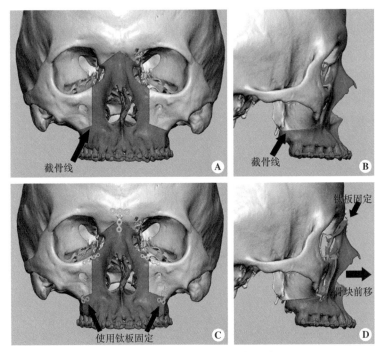

图 4-7-3 上颌勒福Ⅱ型骨切开术

A、B. 截骨线；C、D. 移动骨块，钛板固定

4. 上颌勒福Ⅲ型骨切开术

该术通过以类似于勒福Ⅲ型骨折线走向的截骨线，分离颅面骨，使眼眶、鼻、颧骨及上颌骨整体移动并重新定位。

（1）适应证：①主要适用于整个面中分发育不足，包括鼻背、颧骨、上颌骨、眶下缘及眶外侧缘，尤其是矢状向与垂直向的发育不足；②颅骨、上颌骨及眶部存在发育障碍的 Crouzon 综合征、Apert 综合征等；③由于外伤或感染等因素导致的继发性面中分凹陷畸形。该手术基本只用于非常严重的颅颌面发育畸形。

（2）手术方法：头皮冠状切口。手术截骨线与上颌骨勒福Ⅲ型骨折线基本相同。医生在进行骨切开后，将骨块移动到合适的位置，并用钛板和螺钉在两侧进行坚固内固定，见图4-7-4。

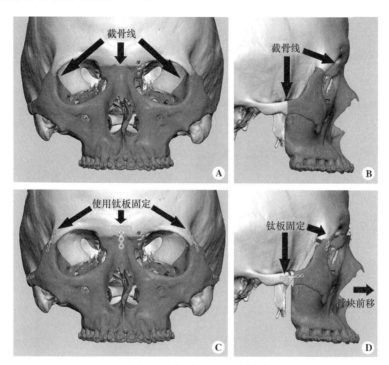

截骨线
截骨线
使用钛板固定
钛板固定
骨块前移

图4-7-4　上颌勒福Ⅲ型骨切开术

A、B. 截骨线；C、D. 移动骨块，钛板固定

5. 下颌支矢状骨劈开术

下颌支矢状骨劈开术是矫治下颌发育畸形最为常用的一种术式，将下颌支从矢状面（前后方向的平面）劈开，形成带有髁突与喙突的近心骨段和带有牙列与下牙槽神经的远心骨段，通过向前或向后移动远心骨段来达到治疗目的。

（1）适应证：矫治下颌发育不足或下颌发育过度；与其他手术协同矫治伴有下颌后缩或下颌前突的双颌畸形等。

（2）手术方法：该术式一般从口内进行。医生在完全将骨劈开后，将骨块移动固定在术前制作好的𬌗板上，并用钛板和螺钉在两侧进行坚固内固定，见图 4-7-5。

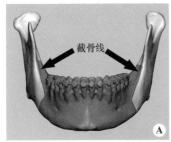
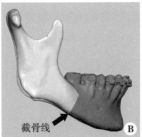
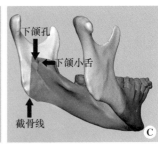
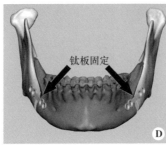
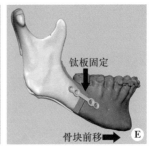

图 4-7-5　下颌支矢状骨劈开术

A～C. 截骨线；D、E. 移动骨块，钛板固定

6. 下颌支垂直骨切开术

　　下颌支垂直骨切开术是矫治下颌前突的一种常用术式。

　　（1）适应证：主要用于矫治下颌后退不超过 10mm 的骨性下颌发育过度；配合上颌手术矫正双颌畸形。

　　（2）手术方法：该式可从口内或口外进行。医生完全将骨切开后，将近心骨段撬起到远心骨段的外侧并将远心骨段和牙列移动固定在术前制作好的粭板上，使用橡皮筋进行颌间固定，见图 4-7-6。

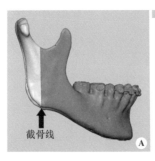
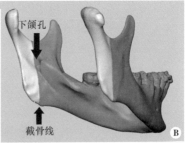

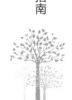

牙和颌面畸形就医指南

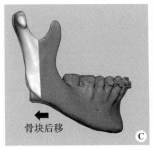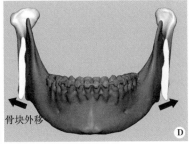

图 4-7-6 下颌支垂直骨切开术

A、B. 截骨线；C、D. 移动骨块，钛板固定

7. 下颌支倒 L 形骨切开术

该术吸取了下颌支垂直骨切开术和下颌支矢状骨劈开术的一些特点，可用于多种下颌骨畸形的外科矫治。

（1）适应证：后退下颌距离≥10mm 的下颌严重发育过度者，或前徙下颌距离 8～10mm 或以上的下颌严重发育不足者，也可用于治疗因下颌支矢状骨劈开术失败导致的近心骨段旋转错位引起的开殆畸形。

（2）手术方法：该术式可从口内或口外进行。医生完全将骨切开后，将近心骨段撬起到远心骨段的外侧并将远心骨段和牙列移动固定在术前制作好的殆板上，使用橡皮筋进行颌间固定。如果用于前徙下颌与延长升支，则需在前移与下降远心骨段后遗留的间隙内植骨并进行坚固内固定，见图 4-7-7。

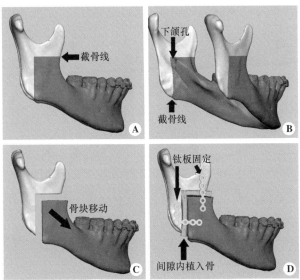

图 4-7-7 下颌支倒 L 形骨切开术

A、B. 截骨线；C. 移动骨块；D. 植入自体骨，钛板固定

8. 下颌前部根尖下骨切开术

下颌前部根尖下骨切开术，主要用于矫治下颌前牙及牙槽突前突。在下颌前部，通常包括两侧下颌尖牙之间骨段的根尖下至少 5mm 做水平骨切开，辅以两侧垂直骨切开，通过移动带舌侧的软组织蒂的前部牙骨块至预期位置来达到手术目的。

（1）适应证：主要用于矫治下颌前牙及牙槽骨前突；改正曲度过大的 Spee 曲线，矫治深覆𬌗；与上颌前部骨切开术配合矫治双颌前突。

（2）手术方法：该术式一般从口内进行。医生在手术过程中为了给骨块的移动提供空间，需要在手术中拔除双侧下颌各一颗双尖牙。医生在进行骨切开后，将骨块移动固定到理想的位置上，并用钛板和螺钉在两侧进行坚固内固定，见图 4-7-8。

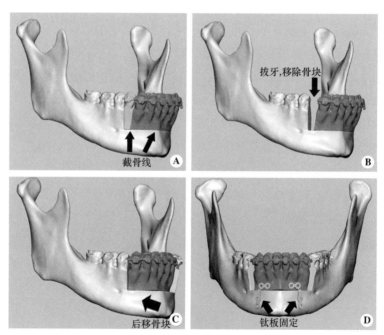

图 4-7-8　下颌前部根尖下骨切开术

A. 截骨线；B. 拔牙；C. 移动骨块；D. 钛板固定

9. 下颌后部根尖下骨切开术

下颌后部根尖下骨切开术的手术方法是在下颌后部根尖下做水平骨切开，

辅以近中、远中两条垂直骨切开，并将之移动至所需的位置来矫治由于下颌牙及牙槽骨位置异常引起的后牙𬌗关系不调。

（1）适应证：用于矫治下颌后部牙及牙槽骨位置异常引起的上下后牙𬌗关系不调。也可用于这种手术移动下颌后部牙–骨块来关闭牙齿缺失形成的间隙，同时竖直倾斜的牙长轴。合理运用这种手段可以明显缩短正畸疗程。

（2）手术方法：该术式一般从口内进行。在进行骨切开后，将骨块移动固定到适宜的位置上，并用钛板和螺钉在两侧进行坚固内固定，见图4-7-9。

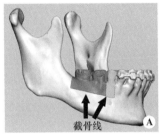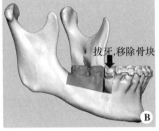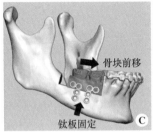

图 4-7-9　下颌后部根尖下骨切开术

A. 截骨线；B. 拔牙；C. 移动骨块，钛板固定

10. 颏成形术

颏部是面部较为突出的部位之一，无论是正面观还是侧面观，颏部的形态对颜面整体外观都有着极为重要的影响。颏部的畸形可被分为颏部发育不足、颏部发育过度及颏部偏斜畸形。颏成形术是矫治这些颏部形态异常的适宜术式。

（1）适应证：颏部后缩或前突畸形；颏部垂直向发育不足或过长；颏部左右径不足或过宽；颏部偏斜等不对称畸形。

（2）手术方法：该术式从口内进行。医生在进行骨切开后，将骨块移动固定到适宜的位置上，并用钛板和螺钉在两侧进行坚固内固定，见图4-7-10。

植入的钛板可在术后骨质完全愈合后再次手术拆除，相比于注射玻尿酸、植入假体等其他手术方式，颏成形术在术后骨质完全愈合后，基本看不出手术痕迹。

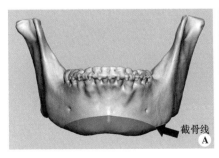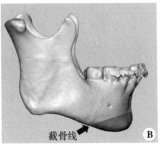

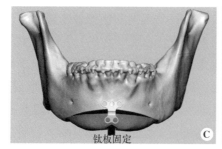
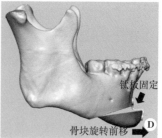

图 4-7-10　颏成形术

A、B. 截骨线；C、D. 移动骨块，钛板固定

11. 双颌外科

　　双颌外科是指将上颌及下颌的手术同期进行以矫治双颌畸形的一种手术模式。临床上常见的双颌畸形主要有下颌前突伴上颌发育不足；上颌前突合并下颌发育不足；严重的骨性开𬌗及颜面不对称畸形等。

　　双颌同时手术可以同时对上下颌骨的位置关系进行调整和重新组合，取得咬合功能与颜面形态俱佳的治疗效果。双颌外科术式的选择要根据患者的实际情况进行个性化定制，常采用上颌勒福Ⅰ型骨切开与下颌支矢状骨劈开术或下颌支垂直骨切开术合并使用，必要时可同时行颏成形术，见图 4-7-11。

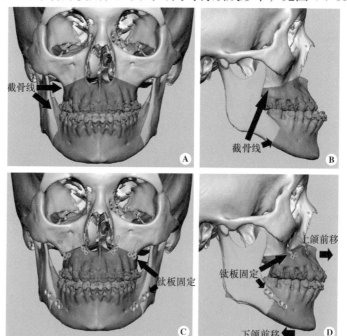

图 4-7-11　双颌外科手术

A、B. 截骨线；C、D. 移动骨块，钛板固定

12. 下颌角成形术

下颌角成形术常见的术式包括下颌角截骨术和下颌角区骨外板截骨术。

下颌角截骨术主要适用于下颌角发育过度伴或不伴有咬肌肥大。正常人下颌角的开张度为 120°左右，方颌患者的下颌角度数明显减小，严重者接近 90°，见图 4-7-12。

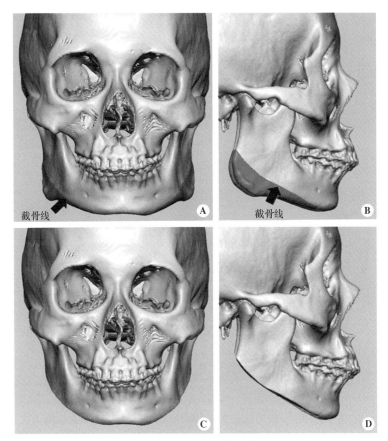

图 4-7-12　下颌角截骨术

A、B. 截骨线；C、D. 截骨术后

下颌角区骨外板截除术主要适用于没有明显下颌角发育过度的患者，这些患者侧面观下颌角的张开度与外展形态与正常人相同。这类患者如果采用强行下颌角截骨术补给会破坏其自然的下颌角侧方弧度，而且也不一定能达到缩窄面下部宽度的矫治效果。该术的原理是将下颌角区包括下颌支下部与角前部下颌体的外侧骨板去除，以达到减小面下部宽度的目的，见图 4-7-13。

这两种手术方式均可用于矫治面部过宽、呈方形面容、影响容貌美观的畸形。在东亚人群中，这种畸形以骨性下颌角肥大为主，表现为下颌角骨质增生突出。下颌角成形术又分为下颌角截骨术和下颌角区骨外板截除术。两种手术均从口内入路，根据患者的情况进行手术的选择，可只实施一种也可两种同时采用，见图4-7-14。

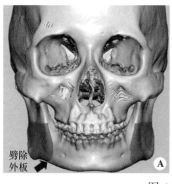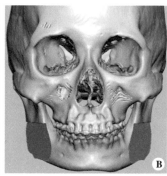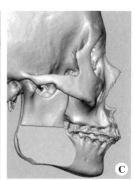

图4-7-13　下颌角区骨外板截除术

A. 截骨线；B、C. 截骨术后

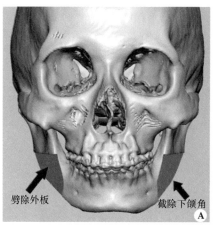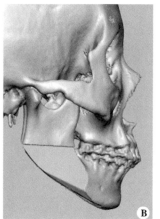

图4-7-14　下颌角截骨术与下颌角区骨外板截除术联合应用

A、B. 截骨术后

13. 颧骨颧弓减低术

　　颧部的形态及适当的突度对于容貌的美与和谐是非常重要的，东方人属于中短的颅面型，有着相对较宽的面颊，低平狭窄的额眶，如再配以高突的颧骨，会造成比例不协调，使面中分显得扁平，并且给人以严肃刻板和不够亲切的感觉。对于女性来说，更是显得过于男性化。

　　（1）适应证：真性颧骨与颧弓过高或主观需要行该手术者，无精神及心理

牙和颌面畸形就医指南

疾病，身体健康，可耐受全麻手术者。

（2）手术方法：该术可选择从口内入路、冠状切口入路和口内外联合入路。三种手术方式各有优劣，冠状切口入路手术视野较好但术后会留有较大瘢痕，口内入路虽然不留瘢痕但视野较差，剥离软组织较多，口内外联合入路兼有两者优点，需在鬓角处做小切口。常规的手术截骨线。在进行骨切开后，将骨块移动固定到理想的位置上，并用钛板和螺钉在两侧进行坚固内固定，见图4-7-15、图4-7-16。

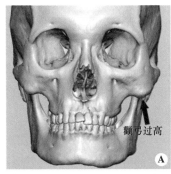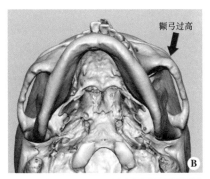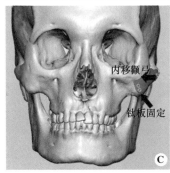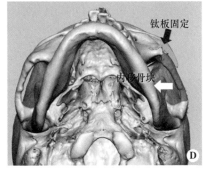

图 4-7-15　颧骨颧弓减低术

A、B. 患者术前单侧颧弓过高；C、D. 移动骨块，钛板固定

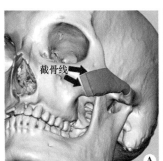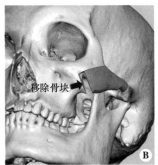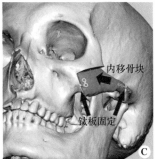

图 4-7-16　颧骨颧弓减低术

A. 截骨线；B. 移除部分骨；C. 内移骨块，钛板固定

第八节　牵　张　成　骨

1. 什么是牵张成骨

　　牵张成骨最广为人知的应用在于曾经风靡一时的"断骨增高术"，其目的在于延长躯干长骨。在颌面外科领域，牵张成骨也得到了广泛的应用，通过缓慢牵引而延长颌骨，治疗颌骨缺损或短小畸形。早在 20 世纪 50 年代，苏联医生 Ilizarov（图 4-8-1）就对牵张成骨进行了一系列基础临床试验，奠定了牵张成骨的科学基础，此后不断有科研工作者及临床医生进行改进工作。1992 年美国整形外科医师 McCarthy（图 4-8-1）首次报道了下颌骨牵张病例 4 例，开启了牵张成骨技术在颌面矫形应用的新篇章。有研究表明，牵张时期颌骨的生长速率约为正常人生长高峰期（婴幼儿时期）的 5 倍，能在短期内延长患者的骨骼，因此牵张成骨术也是颌面骨骼整形术的重要组成部分。牵张成骨可分为间歇期、牵张期、稳定期三个部分。间歇期是指从安放牵张器到开始牵张的时间，一般为 5～7 天；牵张期是指每天按照一定速度和频率进行牵张到达设计牵张幅度所需要的时间；稳定期是指从停止牵张到拆除牵张期的时间。

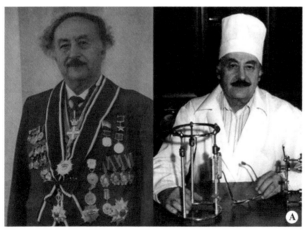
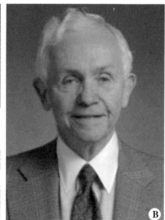

图 4-8-1　Ilizarov 医生（A）与 McCarthy 医生（B）

2. 什么是牵张器

　　通俗来讲，牵张手术中将颌骨延长的装置就是牵张器。医学上对牵张器的要求是既能给颌骨施加微小的牵张力刺激颌骨生长，又能保持颌骨的稳定。

牵张器通常由固定装置和牵引装置两部分组成：固定装置主要由钛板、螺钉组成，主要作用是将牵张器固定在颌骨上；牵引装置主要由旋转螺杆和旋转轨道组成，旋转轨道位于旋转螺杆上，轻轻拧旋转螺杆即可缓慢延长牵张器，见图 4-8-2。

牵张器材料以生物钛合金为主，与人体有很好的生物相容性。根据用途、牵张方向的不同，牵张器也多种多样，但其最终目的都是延长颌骨，见图 4-8-3。

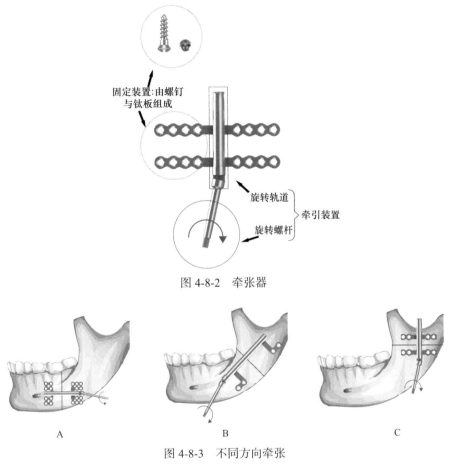

图 4-8-2　牵张器

A　　　　　　　　　　　B　　　　　　　　　　　C

图 4-8-3　不同方向牵张

A. 横向牵张；B. 斜行牵张；C. 纵向牵张

3. 牵张成骨过程是什么

根据"张应力法则"，对生物体组织施加缓慢、持续的牵张力可以促进其生长，激发生物体的潜在可塑性。机械力作用于细胞跨膜蛋白，进而使细胞骨架发生改变，激活细胞生长因子，各个细胞因子之间相互作用，共同完成对牵张成骨的调控。牵张成骨可分期为间歇期、牵张期和稳定期，见图4-8-4。血管化再生、细胞活化、骨质形成、钙化改建等一系列生物反应的过程穿插其中。

临床上的牵张成骨过程为：将需要牵张的颌骨进行骨切开，骨断端吻合，5～7天后开始向两侧牵引，少量多次，每天牵张总量约1mm，牵张到合适的位置后进行固定，待新骨形成，改建成熟后拆除牵张器。牵张速率是关键，速率过慢可能导致过早骨化，达不到矫治效果，过快则可能导致骨不连，最终造成牵张失败。牵张器的稳定也是必要的，轻微的松动都有可能造成牵张区过度纤维化，软骨形成，只有良好的稳定条件才能形成新骨。

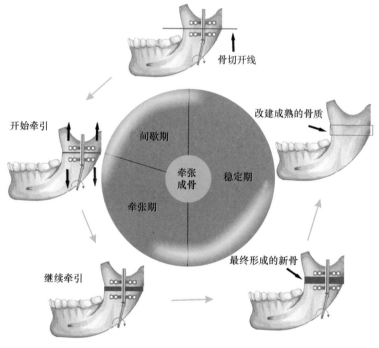

图4-8-4　牵张成骨分期

4. 牵张器需要拆除吗，什么时候拆除

牵张器在完成牵张的任务后仍然还有固定的使命，即保持牵张后的骨组织相对稳定。摇摆和松动的牵张器都可能造成成骨不全，软骨形成过多而导致失败。尽管目前材料学已经比较发达，但是部分患者会对牵张器材料有排异反应，因此牵张器仍然需要在合适的时间拆除。

牵张器拆除的时机由两方面共同决定，首先看颌骨是否已经延长到了治疗所需要的长度，另外通过X线片确定新生的骨组织是否已经成熟钙化并具有良好的力学强度。一般来讲，牵张结束后固定12周可以达到需要的骨强度，所以牵张结束后 3 个月左右，患者应进行复诊，看能否取出牵张器。

牵张器的拆除手术与植入手术过程大致相同，但是术后反应相比第一次牵张器植入小很多。牵张器拆除后患者应有意识地锻炼颌骨，研究表明，力学刺激有利于颌骨生长钙化，锻炼能使颌骨尽早承担咀嚼压力，行使功能。

5. 颌骨牵张术有什么优缺点

优点：手术创伤小，时间短，避免输血；新形成的骨与原骨匹配，形态结构接近；可以在多个方向上进行调控；不用开辟第二术区，不用取身体其他部位骨组织做填充；牵张同时软组织改建，肌肉、皮肤、神经、血管也会相应延长；术后复发倾向减小，疗效稳定（图 4-8-5）。

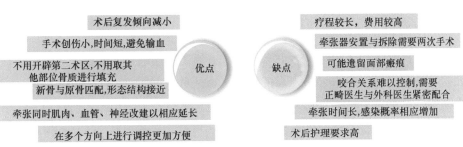

图 4-8-5 颌骨牵张术的优缺点

缺点：疗程较长，费用较高，牵张器的安置和拆除至少需要两次手术；牵张器的植入手术需要在面部切口，可能遗留面部瘢痕（图4-8-6）；牵张时间长，增加感染概率，术后护理要求高；牵张过程中殆关系难以控制，需要正畸医生与外科医生紧密配合（图 4-8-5）。

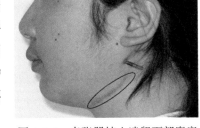

图 4-8-6 牵张器植入遗留面部瘢痕

综上所述，牵张成骨是治疗颌骨畸形的利器，但是并不意味着所有的颌面畸形都需要使用牵张成骨技术，常规正颌手术能取得良好效果时，没必要使用牵张成骨术。

6. 牵张成骨术后护理应该注意哪些问题

在一期手术植入牵张器以后，患者需住院观察几天，随后开始牵张过程。此时的牵张工作可以由患者自行在家中完成，良好的自我护理是取得手术成功必不可少的一步。患者要保持创口清洁，牵张器虽然大部分置于体内，但是旋转螺杆仍然穿过皮肤或黏膜暴露在外，与外界相通的骨质抗感染能力差，更需要注意卫生防止感染；患者在牵张期间不应咬硬物，防止使用过大咀嚼力，以免牵张器松动；患者应定期遵医嘱拍摄 X 线片检查牵张器固定的情况；牵张速率要严格控制，多次少量，研究表明，在控制每天 1mm 的牵张速率前提下，越多次的牵张越有利于新骨的形成；患者应减少说话，防止外伤。

患者在牵张器取出后应尽早进行开口训练，从一开始咀嚼软性食物慢慢过渡到正常硬度食物，咀嚼肌力能促进颌骨发育，新形成骨的钙化，新骨质中血管网的形成，新骨改建成为成熟的骨质。应避免进食过烫、辛辣刺激的食物。此类食物可能造成伤口肿痛、感染等。

7. 颌骨牵张成骨术适用于什么样的颌骨畸形

牵张成骨术适用于各种颌面骨量不足的畸形，尤其适合青少年时期的颌骨矫正手术。其适应证包括上颌严重后缩、下颌严重后缩；各种颅面畸形综合征如 Nager 综合征、Crouzon 综合征、Craniofacial synostosis、Treacher collins 综合征等；颞下颌关节强直后畸形、创伤后生长障碍、肿瘤切除术后缺损、牙槽骨增高、腭裂术后颌骨发育不足等。

（1）下颌严重后缩畸形：下颌后缩是由于下颌发育不足或其他原因造成的一种下颌短小的牙颌面畸形。外观上主要表现为下颌体及颏部短小，面下 1/3 短，侧面观呈"鸟嘴"样，严重影响容貌美观和心理健康。部分病例甚至引起呼吸道狭窄，危及生命。

（2）唇腭裂术后继发畸形：唇腭裂Ⅰ期手术后，因患者本身上颌骨发育不足，加之术后上颌瘢痕形成，唇部瘢痕形成，血供不足，常引起上颌严重后缩，在到达一定年龄后常需要进一步配合牵张成骨术以达到外形和功能上的改善，见图 4-8-7。

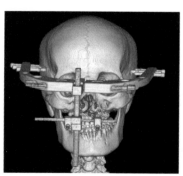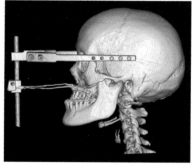

图 4-8-7　唇腭裂术后继发畸形的上颌骨牵张成骨

第九节　常见牙颌面畸形的治疗

1. "地包天"畸形

俗称的"地包天"畸形，可分为两种类型，一种为下颌前突，又称为下颌发育过度，是指下颌骨相对于颅底位置过多地向前生长，造成前牙反𬌗或者对刃𬌗（下前牙咬在上前牙前面或者上下前牙切缘相对）等咬合关系错乱和面下部畸形，是最常见的牙颌面畸形之一，在我国更为常见。另一种则为上颌发育不足，在临床上以上颌前后向或横向发育不足为多见，又称上颌后缩。临床上单纯上颌后缩较少见，与下颌前突并存者多见。

A. 下颌前突

a. 病因与临床表现

下颌发育过度的发病因素有遗传、创伤和疾病，其中遗传因素可能占主导地位。创伤主要指青少年时期下颌骨受伤后骨生长中心区血运增加，导致下颌发育过度。而口腔颌面部的良性肿瘤如舌脉管瘤等也可能伴发下颌发育过度。

其临床表现如下：

（1）面部轮廓，面下 1/3 向前突出，尤以下唇前突明显，从而使面中部显得后缩，侧面观呈凹面型，下颌角通常较钝，多数伴有颏部前突，部分患者颏突度基本正常，但大多存在颏唇沟的变浅或消失。

（2）咬合情况，前牙反𬌗、对刃𬌗或开𬌗（下前牙咬在上前牙前面、上下前牙切缘相对或上下前牙无接触），后牙骨性安氏Ⅲ类错𬌗关系（下颌第一磨牙的位置相对正常位置靠前），常伴有下前牙舌（内）倾与上前牙唇（外）倾。

（3）功能异常，下颌前突能致使咀嚼肌活动不协调，咀嚼效能减低，即表现为咀嚼无力，甚至伴有颞下颌关节紊乱症，严重者出现闭口不全，影响发音功能。

b. 治疗原则与方法

对于骨性下颌前突的患者，若单纯采取掩饰性正畸治疗，使上前牙过度唇倾、下前牙过度舌倾获取正常的咬合关系，也不能解决患者容貌及功能上的缺陷。因此需要正畸-正颌联合治疗才能取得外形与功能俱佳的矫治效果，其治疗分为术前正畸、正颌手术及术后正畸三个阶段。

（1）术前正畸：术前正畸又被称为正畸去代偿矫治，旨在从功能及外形基础上完善咬合关系，减少或避免对颌骨的分块截骨，简化手术过程、降低手术风险，并稳定、巩固手术矫正后的效果。

在术前正畸过程中，由于长期习惯的咬合平衡被打破，患者的咀嚼功能受到影响且反𬌗加重，"地包天"的畸形越发突出。同时，在正畸过程中，应定期取牙颌模型，观察牙移动的变化，为之后的下颌后退手术做准备。去代偿越彻底，上下颌间能取得更为理想的尖窝关系，术中下颌后退就越顺利，术后下颌的位置也就越稳定，越能减少术后复发倾向。

（2）数字化外科设计及模拟：在手术进行前，医生可通过数字化外科模拟下颌后退的手术过程，以建立术后良好稳定的𬌗关系，并制作定位𬌗板，便于术中确定下颌位置。对于一些错𬌗关系比较复杂的病例，也可在模型外科中确定是否需要进行附加的上颌手术。

（3）正颌手术：目前比较主流的手术是下颌支垂直或斜行骨切开术和下颌升支矢状劈开术，前者按手术入路方式又分为口内和口外两种，以口内法最为常用。对于颏部形态、大小或位置不理想者，可同期施行颏成形术。

（4）术后正畸：在术后，当骨骼愈合基本完成，颌骨处于稳定期时，即可开始术后正畸治疗。一般来说，为术后的4～5周。

术后正畸治疗是为了进一步排齐牙列，防止牙齿的异常移动，关闭术前和术中形成的间隙，调整细微咬合关系，保持术中所建立的咬合关系（图4-9-1）。由于正颌外科术后可能存在不同程度的复发，故需戴保持器来保持牙齿颌间关系的稳定。

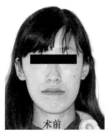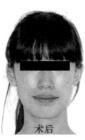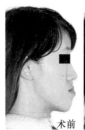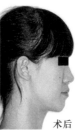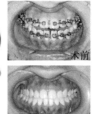

图 4-9-1　下颌前突患者术前及术后的正侧貌、咬合变化

B. 上颌前后向发育不足

a. 病因与临床表现

上颌前后向发育不足的病因包括原发性因素和继发性因素，原发性上颌骨发育不足最为常见。继发性上颌骨发育不足最常见的是唇腭裂患者在幼儿时期

接受的唇裂整复术和腭裂整复术，由于瘢痕组织的挛缩限制和血供等因素影响上颌骨前后向的生长发育，导致严重的上颌骨前后向发育不足。

临床特征：面中部凹陷，垂直距离变短，上唇后缩，下唇紧闭，无正常的唇间隙，鼻部后移。前牙或全口牙呈反𬌗，上前牙代偿性唇向倾斜，下前牙代偿性舌向倾斜。患者常伴有发音功能异常（特别是唇齿音）及咀嚼时前牙切割功能障碍。

b. 治疗原则与方法

治疗原则：手术是唯一能矫治该类畸形的方法。其治疗目标是争取功能与容貌俱佳的效果。对于上、下颌骨严重不协调的病例，特别是唇腭裂伴发的上颌骨发育不足的病例，青春期可在进行正畸干预的同时，配合牵张成骨技术，以促进上颌骨的前后向发育。骨骼发育成熟后，主要采取正畸–正颌联合治疗手段（图4-9-2）。

其治疗程序如下：

（1）术前正畸治疗前牙去代偿，排齐牙列，协调上下颌牙弓宽度等。

（2）数字化外科设计及模拟，明确颌骨切开的部位和骨块移动的距离，完成定位𬌗板的制作。

（3）手术治疗，上颌骨切开前徙手术，利用坚固内固定技术完成移动骨块的固定。上唇短缩明显者，需应用 V-Y 成形技术，同时完成上唇软组织整形。对于上颌骨发育严重不足、面中部凹陷特别明显者，有时考虑上颌骨勒福Ⅱ型骨切开术前徙颧–上颌骨复合体。

（4）必要时牵张成骨：当采用传统的正颌手术前徙上颌骨超过 8mm 者，其复发率明显增加。腭裂手术后的腭部瘢痕可能会限制上颌骨前徙。另外，对于腭裂患者伴发或继发的上颌骨前后向发育不足，迁徙上颌骨后可能导致腭咽闭合不全。这种情况下应考虑应用牵张成骨技术。

（5）术后正畸治疗：建立稳定良好的上下颌咬合关系，防止畸形复发。

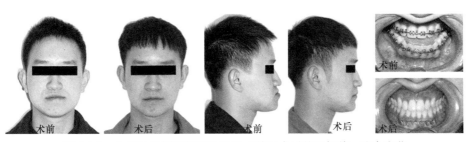

图 4-9-2 上颌后缩伴下颌前突患者术前及术后的正侧貌、咬合变化

2. 小下颌畸形

下颌发育不足，又称下颌后缩，是指由于下颌骨向前生长不足，造成下颌相对于颅底及正常位置的上颌骨位置靠后。当整个下颌骨，包括下颌体、下颌支、颏部及髁突出现发育障碍时，就会形成小下颌畸形。严重的小下颌畸形需要通过正畸-正颌联合治疗方能达到较好的效果，而单纯的颏部后缩则不需要调整咬合，通过颏部的整形手术矫正即可。

a. 病因及临床表现

该病因主要包括先天性因素和后天获得性因素两类，前者又分为遗传因素和环境因素，后者包括胎儿出生时的产伤、婴幼儿时期的髁突损伤、颞下颌关节强直或类风湿关节炎引起的成年后的小下颌畸形。

下颌发育不足常表现为面下 1/3 突度不足，从而使垂直高度显得较短，侧面观呈凸面型，颏部后缩，发育不足较严重者，上唇常短缩，下唇显得向下外翻，并位于上颌切牙之下，前牙深覆𬌗、深覆盖，后牙骨性安氏 Ⅱ 类𬌗（即上下前牙的切缘在水平及垂直方向上的距离过大，且下颌第一磨牙的位置相对正常位置靠后）。

小下颌畸形的患者具有特征性的面容，其下颌后退、内缩，使正常位置的上颌骨显得前突，而颏部缺乏突度，颏部皮肤紧张，颏下软组织隆起，形成典型的"鸟形脸"。不仅在外观上严重影响了患者的容貌，造成了患者心理上的缺憾，更存在着一些较为严重的功能影响。例如，严重的小下颌畸形常伴有颞下颌关节紊乱症，有的甚至伴有阻塞性睡眠呼吸暂停综合征，具体表现为睡眠时打鼾、呼吸暂停、日间极度嗜睡，机体长期处于低氧和一时性缺氧状态。严重者可合并心脑血管病变，甚至发生猝死。

b. 治疗原则与方法

骨性下颌发育不足不仅有颌骨的发育异常，同时存在牙列拥挤、咬合紊乱等牙𬌗畸形。因此，常规的正畸治疗不能获得理想效果，应考虑采用正畸-正颌联合治疗（图 4-9-3～图 4-9-5）。

（1）术前正畸：骨性下颌后缩的患者多同时存在上颌牙弓狭窄，下前牙唇倾等错𬌗表现。为此，在行外科手术前，需通过正畸方法去除这些牙代偿。常规的术前正畸矫治一般包括扩大上牙弓、排齐牙列、整平 Spee 曲线。在去代偿过程中，根据正畸医师的临床判断需考虑是否拔牙。

在正畸过程中，需行阶段性取模，以便于观察改变情况。术前正畸去代偿情况与手术的顺利及术后的咬合关系和面形有着直接关系，正畸过程中的头颅定位侧位片也可以帮助分析牙去代偿情况。当患者咬合情况符合手术要求时，即可停止术前正畸治疗。

（2）数字化外科模拟与设计：手术前，利用影像学的测量数据，通过数字化设计模拟术后颜面侧貌预测分析，并模拟下颌前移的手术过程，在达到良好稳定的𬌗关系后，制作定位𬌗板。医生发现下颌前移量偏大者，可考虑增加上颌骨后退手术。

（3）手术治疗：矫治小下颌畸形的首选正颌术式是下颌升支矢状劈开前徙术。在矫正下颌后缩畸形后，部分患者的颏部仍显得后缩，此时需在术前进行评估，可在进行下颌前移手术的同时行颏前徙术，从而达到更为协调的面容。

20世纪90年代以来，牵张成骨技术被引入正颌外科，该技术为严重小下颌畸形的外科矫正提供了新的选择。

（4）术后正畸：对行正颌手术的患者，一般术后 4～5 周后就可开始行术后正畸治疗。在治疗中进一步调整牙位，校正中线，协调上下牙弓形态，稳定咬合关系，防止术后复发。在术后正畸结束后，应戴用保持器进一步巩固咬合关系。

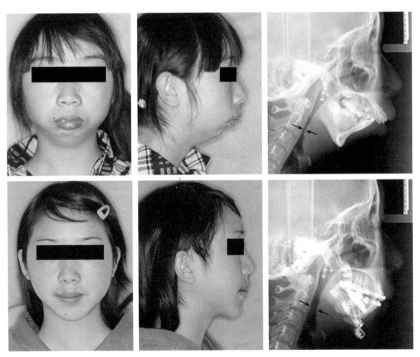

图 4-9-3　严重小下颌患者手术前后的正侧貌、气道大小变化

上排：术前；下排：术后

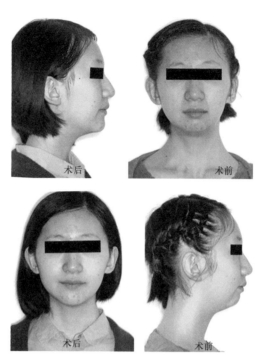

图 4-9-4　中度小下颌患者行正颌手术的正侧貌变化

上排：术前；下排：术后

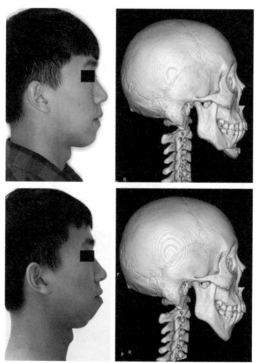

图 4-9-5　颏后缩患者手术前后的侧貌变化

上排：术前；下排：术后

3. 方颌畸形

下颌角突出及咬肌肥大使得下颌后部与双侧耳下区过宽，导致面部长宽比例失调，称为方颌畸形。根据东亚审美文化，面部过宽不符合大众对美的标准与要求。随着人们生活水平的提高及对外表形象的关注，绝大多数求医者不是真正的下颌角增生或咬肌肥大，也不能完全称之为畸形，要求手术的原因纯粹是为了美容，这与东方传统审美观倾向于柔和的面部轮廓、青睐瓜子脸或鹅蛋脸有关。

a. 病因与临床表现

其确切的病因目前尚不明确，但是主要有两个假说：第一个假说认为是肥大咬肌的异常张力导致了下颌角骨质的增生和突出。咬肌过度行使功能，如习惯性咬牙、磨牙症、偏侧咀嚼等都可刺激下颌角区骨骼和肌肉发育，导致下颌角与咬肌突出肥大。第二个假说认为下颌角突出是一种先天性发育异常或与种族有关的面部特征性表现。

该畸形主要表现为特定的方形面容或成宽"国"字形脸，下颌角骨质膨大增生及咬肌肥大，下颌平面角平直，极少数人可有咬肌区酸痛不适及容易疲劳等症状，常伴双侧颧骨颧弓突出，少数患者可伴有面下 1/3 过短。

b. 治疗原则与方法

东方学者认为当面中部宽度与面下部宽度之比约为 1.4 : 1 时，面部宽度比例显得协调。当此值变小时，则面形变方。目前，临床上对方颌畸形的诊断没有明确的量化标准，主要依靠求医者的主诉同时结合医生的判断而定。

对下颌角区进行的整形美容手术可以统称为下颌角成形术。与西方不同，在东亚国家的患者多要求做的是下颌角缩小成形术。这种手术的方法较多，但主要分为下颌角截骨术和下颌角区骨外板截骨术两大类。这种手术都经口腔内入路完成，避免了面部遗留手术瘢痕（图 4-9-6）。

（1）下颌角截骨术：医生通过切除下颌角过于突出的部分达到缩窄或改善该区域面部宽度与外形的手术称为下颌角截骨术，这是最早开展的针对下颌角突出的外科手术。为获得更好的正面缩窄的效果，近几年比较流行的下颌角 V-line 截骨术是一种新改良术式，即在下颌管的下方，将突出的下颌角连同至颏部下方的下颌下缘一并切除，从而改善整个下颌骨下方的宽度与外形。从正面观，这种术式截骨线走行近似于 V 形。这种手术适合于下颌角向外侧与后方明显突出，伴或不伴咬肌肥大，面形呈方形的患者。

（2）下颌角区骨外板截骨术：从矢状面劈开并截除下颌角区（含部分下颌支与下颌体）颊侧皮质骨外板以达到缩窄面下部宽度的手术称为下颌角区骨外

板截骨术。这种手术对下颌骨很厚实的患者的正面缩窄效果较理想。

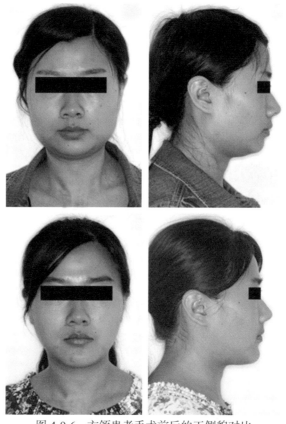

图 4-9-6　方颌患者手术前后的正侧貌对比
上排：术前；下排：术后

东亚人的面型一般偏宽偏圆，下颌角截除术对其侧貌有较大改善，但对正面观的缩窄效果不够显著。因此对下颌角开张度基本正常，但面部较宽大的病例适合行下颌角区骨外板截骨术。如果对此类患者行下颌角截骨术，不仅会破坏下颌角侧方自然弧度，而且达不到有效缩窄面下部宽度的效果。对下颌角既向后下方明显突出，下颌体与下颌角又向侧方外展，使面下部显得宽大的患者则应结合这两种术式同期进行矫治。

4. 上颌前突

上颌前突又称上颌骨前后向发育过度，有时还伴有下颌骨、颏部大小及位置的异常，或与不对称性颌骨畸形同时发生。此类畸形一般无严重的功能障碍，但影响外观。患者手术治疗的目的主要是为了容貌的改善。少数患者整个上颌骨向前发育过度，称之为面中分前突。

a. 病因与临床表现

上颌前突的病因与遗传和环境等因素有关，临床上常可见这类患者有家族遗传倾向。另外，某些口腔不良习惯（如吮指、咬下唇和口呼吸等）长期作用也可导致上颌前突。

临床特征：面中份前突，开唇露齿，自然状态下双唇不能闭合，微笑时牙龈外露过多。多伴有颏后缩畸形，即俗称的小下巴，闭唇时颏部皮肤紧张。上下前牙常向唇侧倾斜，前牙深覆𬌗、深覆盖（上下前牙的切缘在水平及垂直方向上的距离过大）。

b. 治疗原则与方法

处于发育阶段的上颌前突可采用正畸治疗，成人的上颌前突应采用正畸–正颌联合治疗。绝大多数上颌前突是由于上颌前部牙及牙槽骨向前发育过度所致。

（1）术前正畸治疗：若牙列拥挤，则需行拔牙正畸，利用部分间隙排齐牙列或调整牙位，关闭拔牙间隙。

（2）数字化外科设计及模拟：明确骨切开的部位、截骨量及骨块移动的距离。医生通过计算机辅助设计模拟上颌后退术后、上下牙弓的宽度是否协调、面部侧貌变化、咬合关系是否协调，并制作定位𬌗板。

（3）外科手术：上颌前部牙槽突发育过度导致的上颌前突可以通过上颌前部骨切开、后退术，达到治疗目的。面中分前突病例应选择上颌骨勒福Ⅰ型骨切开上移、后退上颌，同时伴有颏部后缩的病例应配合颏前徙成形术，双颌前突患者应同时行下颌骨后退矫正术，见图4-9-7。

141

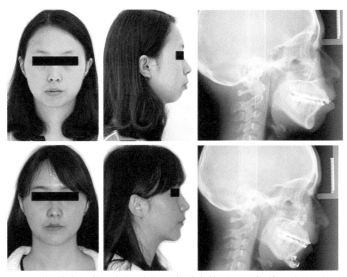

图4-9-7　上颌前突（伴下颌后缩）患者手术前后的正侧貌、头影测量片对比

上排：术前；下排：术后

（4）术后正畸：排齐牙列并关闭剩余间隙，协调牙弓和建立稳定的咬合关系。

5. 骨性开𬌗

骨性开𬌗畸形，实质上为上颌骨垂直向发育过度，上颌后牙区的牙槽高度增加，使得下颌后牙区早接触所致，可与上颌前突并存。此类畸形常伴有下颌骨发育畸形，特别是颏后缩畸形。

a. 病因及临床表现

大多为遗传因素导致的上颌骨垂直向的发育过度。

表现较为多样化，主要是由于上颌垂直向特别是后部牙槽过长所致，典型表现为：前牙或全牙列开𬌗，面部高度比例失调，双唇不能自然闭拢，下颌及颏后缩等。

b. 治疗原则与方法

上颌垂直向发育过度畸形的治疗原则为正畸–正颌联合治疗，基本术式是用勒福Ⅰ型骨切开上移上颌骨。

（1）术前正畸：根据唇齿关系，即上唇与上颌切牙的距离关系，决定手术中上颌骨上移的量。正常人在唇松弛状态下，上前牙暴露于上唇下 2～3mm，而上颌垂直向发育过度的患者，上前牙暴露较多。

（2）数字化外科设计及模拟：根据模型外科和计算机模拟手术制定手术方案，制作𬌗板。

（3）手术治疗：一般采用口内切口切开上颌骨，将上颌骨后分旋转上移，有时还需配合下颌骨升支部手术、颏成形术及同期或二期鼻整形术等以获取更协调的咬合关系与匀称的外貌，见图4-9-8。

（4）术后正畸：术后调整并稳定咬合关系。骨性开𬌗患者术后有较明显的复发趋势，因此术后正畸治疗十分重要。

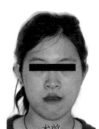
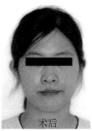
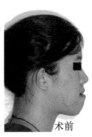
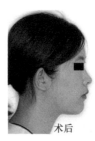
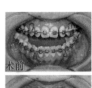
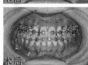

术前　术后　术前　术后　术前　术后

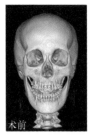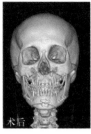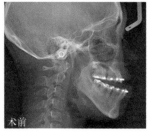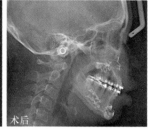

图 4-9-8　严重骨性开𬌗手术前后的正侧貌、咬合关系、头影测量片对比

6. 颌面不对称畸形

颌面不对称畸形是指由于各种原因导致的颌面部骨组织和软组织的不对称。而实际上在现实生活中，几乎没有人的面部是完全左右对称的。大多数人的不对称并不会在美观上和功能上造成影响，但如果这种不对称超过一定限度，他人或本人可以明显感觉到，或者导致形态、功能和结构上的缺陷则称为畸形。其主要的特征就是颌骨的不对称，而外观上最明显的标志是下巴的偏斜，大部分患者有咬合紊乱。

a. 病因、发生机制及类型

该畸形依据病因可分类为以下 3 种（图 4-9-9）：

（1）先天性畸形：是患者自母胎中因基因遗传导致的畸形，从出生便表现出了异于常人的面型，如半侧颜面短小、先天性半侧面部肥大等。

（2）发育性畸形：指出生时正常，在成长发育的过程中半侧颌骨发育不全或过度引起的不对称畸形，也是临床上最常见的颌骨不对称类型，如临床上最常见的偏突颌畸形、单侧髁突肥大。

（3）获得性畸形：指患者因后天外伤、肿瘤等因素造成的颌骨不对称畸形，如单侧颞下颌关节骨软骨瘤、幼年特发性关节炎导致的不对称畸形。

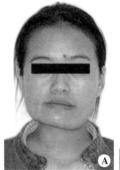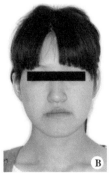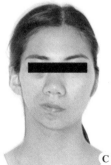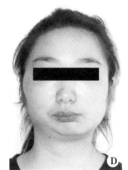

图 4-9-9　各种颌骨不对称畸形

A. 半侧颌骨肥大畸形；B. 偏突畸形；C. 偏面萎缩畸形；D. 关节强直继发不对称畸形

b. 治疗原则与方法

颌面不对称畸形须采取综合性治疗措施，需要包括颌面外科、正畸科、儿童外科、修复科、心理学等多个学科的协作以达到治疗目标，即改善颌骨不对称畸形，达到可接受的咬合关系，恢复正常口颌系统功能包括咀嚼、表情表达功能。其治疗方法包括以下几种：

（1）正畸治疗，牙列排齐并去代偿（去除牙齿因为畸形而适应性改变的位置而回复到相对正常的解剖学位置）。

（2）局部病变的治疗，如尽头牙拔除、关节类疾病治疗。

（3）通过正颌手术、牵张成骨术、骨移植重建颌骨、髁突等矫治不对称。

（4）术后通过正畸调整良好的咬合关系。

（5）软组织畸形的治疗，包括充填物如自体脂肪颗粒、生物材料的植入或软组织移植术，以及义耳等。

治疗的总原则是个体化治疗，由于畸形的个体差异很大，因此所有治疗必须基于不同年龄、身体状况、骨生长情况、疾病的类型和程度，制定个性化的治疗方案。原则上应先进行骨组织的重建或改建，然后再对软组织进一步修复。骨形态异常可通过正颌外科或牵张成骨术矫正，骨缺损或缺失则需要进行骨移植重建。

7. 偏突颌畸形

偏突颌畸形是临床上最常见的颌面部不对称畸形，可发生于儿童时期，但一般到青春发育期逐渐明显，临床主要表现为面下 1/3 不对称，下巴偏向健侧，同时伴有咬合关系紊乱。手术是唯一有效的矫治手段。

a. 病因及临床表现

目前病因仍未完全明确，大多数学者认为下颌偏突颌畸形是由于遗传、内分泌变化、局部血供或营养异常、双侧髁突受力不均衡（如单侧咀嚼）、𬌗创伤等先天性或后天性因素，干扰双侧髁突或下颌骨体的协调发育过程，造成双侧髁突颈部长度或下颌体长度不一致。

表现为面下 1/3 不对称，颏部中线偏向健侧，侧面观基本正常或轻度下颌前突。咬合关系紊乱，前牙反𬌗，患侧磨牙多呈骨性安氏Ⅲ类关系，下颌前牙中线偏向健侧。

b. 治疗原则与方法

（1）术前正畸：为了提高咀嚼效率，在生长发育过程中上、下颌前后牙牙

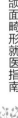

体长轴发生代偿性倾斜以适应已经偏斜的下颌骨，经常伴有牙齿拥挤、牙齿不齐和个别牙扭转、移位等畸形。术前的正畸治疗目的是排齐牙列，去除牙代偿，正畸后由于牙尖接触减少会暂时影响咀嚼功能并且使得畸形更加明显，但却为手术旋转下颌骨及牙弓使其与上颌牙弓协调并获得良好的咬合关系创造条件。

（2）数字化外科设计及模拟与模型外科：模拟手术旋转下颌体至上下中切牙中线基本对齐、咬合关系良好状态时，制作定位𬌗板。

（3）正颌外科手术：一般行下颌骨的手术，通过左右旋转并后退下颌骨体矫正下颌偏斜和前突。部分偏突颌畸形严重的患者，上颌骨产生适应性偏斜，使𬌗平面明显偏斜，应采用上下颌骨同期手术矫正。上颌采用勒福Ⅰ型骨切开术摆平上颌平面，下颌根据具体情况，选择下颌支的垂直或矢状劈开术。颏部的摆正手术根据术前模拟设计或者术中具体情况而定（图4-9-10）。

（4）术后正畸治疗：术后应进行一段时间的正畸治疗，进一步调整咬合关系以获得稳定的矫治效果。

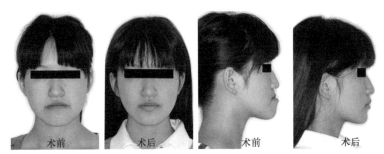

图 4-9-10　偏突颌手术前后的正侧貌、咬合关系对比

8. 半侧颜面短小畸形

半侧颜面短小畸形是一种先天性畸形，主要由第一、第二鳃弓发育异常引起，临床表现多样，可累及多个面部器官，甚至颅骨和脊柱，因此也被称为第一和第二鳃弓综合征。该畸形根据病变的严重程度其临床表现有所不同，男性较多见。

a. 病因与临床表现

该先天性发育畸形主要的临床表现有以下3种。

（1）骨骼畸形：以下颌支发育不良和短小最为常见，严重者可有下颌骨某些组成部分的缺失，如颞下颌关节髁突的缺失。患侧上颌骨发育不良而显短小，垂直高度变短。严重的病例可累及患侧的颞骨乳突、颧骨颧弓，颧突消失而显扁平。患侧外眦部塌陷，如额骨同时发育不良，则出现小眼眶畸形。

（2）外耳畸形或缺损：大多数先天性小耳畸形实际上是半侧颜面短小畸形的各种不同程度的表现，常与下颌发育不良的程度同步。轻度表现为扇贝耳、卷曲耳等，外耳郭稍变小；中度表现为半耳畸形，或残耳畸形（残留耳垂及部分软骨）；重度表现为无耳畸形。中重度会有一定程度的听力降低。

（3）其他软组织畸形：大多数患者伴有患侧大口畸形，多数中重度的半侧颜面短小畸形患者伴有部分或全部的面神经发育不良。

b. 治疗原则与方法

半侧颜面短小畸形累及的组织范围广，临床表现复杂，目前主张应根据畸形的类型和患者的不同年龄阶段而决定治疗方案。大口畸形应在婴幼儿期修复，儿童期主要是牙正畸及通过𬌗导板引导颌面骨骼尽量向正常方向生长，减轻咬合关系紊乱和𬌗平面偏斜。另外，近年来，由于牵张成骨技术的应用，可在儿童或少年时期即采用骨牵张术，不但延长了发育不足的上下颌骨，还同时扩张患侧面部软组织，获得了良好的临床效果，已成为半侧颜面短小患者骨畸形的治疗手段之一。而成人畸形的矫治程序为：首先通过植骨或正颌手术矫正骨骼畸形，尽量恢复颅颌面骨结构和两侧的对称性，必要时再进行软组织凹陷充填术，最后是外耳畸形的整复治疗或外耳再造。外耳再造可选用自体软骨及皮瓣组织移植再造和种植义耳，前者塑形难以逼真，数年后可能因瘢痕牵缩而变形，后者利用种植体固位，形态逼真，是一种理想的外耳再造方法，但费用高昂。

（1）轻度畸形患者的矫正：颌面骨完整但发育不足，𬌗平面偏斜不明显者，可在发育不足较明显的骨骼表面进行植骨，从而恢复颜面部左右的对称性。

（2）中度畸形患者的矫正：颌面骨虽发育完整但不对称畸形严重，𬌗平面明显偏斜者，采用正畸-正颌联合治疗。

1）术前正畸：排齐牙列，去除牙代偿，协调上下牙弓。

2）数字化外科与模型外科：模拟手术使得颌骨对称性、咬合关系达到良好状态时，制作定位𬌗板。

3）正颌外科手术：①上颌勒福Ⅰ型骨切开术矫正上颌骨偏斜的𬌗平面并使上颌骨左右基本对称。②一侧或双侧升支矢状劈开术前徙旋转下颌骨以矫正下颌不对称畸形。③颏成形术进一步矫正颏部偏斜或小颏畸形。经过以上正颌手术后，患侧面部仍显短小时，可考虑于下颌升支外侧及下颌下缘植骨，以获得较对称的颜面形态，也可以通过牵张成骨术延长患侧的上、下颌骨，见图4-9-11、图4-9-12。

4）术后正畸：术后应进行一段时间的正畸治疗，进一步调整咬合关系以获得稳定的矫治效果。

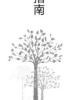

（3）重度畸形患者的矫正：除患侧颌骨发育不足外尚有髁突、颞下颌关节窝及颧弓的缺失，矫治方法包括上述的各种手术外，一般还需采用带软骨头的肋骨移植术重建患侧颞下颌关节、患侧颧骨颧弓。

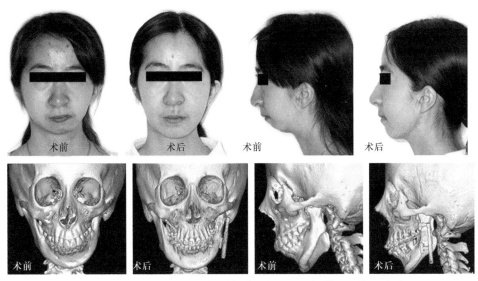

图 4-9-11　半侧颜面短小患者手术前后的正、患侧貌及三维重建对比

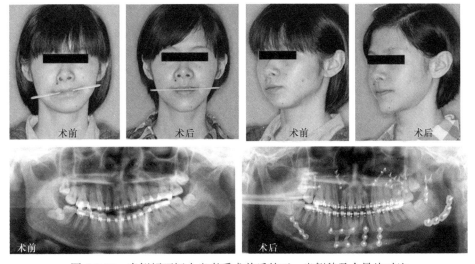

图 4-9-12　半侧颜面短小患者手术前后的正、患侧貌及全景片对比

9. 半侧下颌肥大畸形

半侧下颌肥大畸形也称单侧下颌巨颌，也有学者认为半侧下颌肥大是半侧

颜面肥大畸形的一种，仅表现为单侧髁突、下颌升支和体部肥大的类型。另一种少见类型是一侧的颅骨、颞骨、颧骨、上颌骨及下颌骨均增生肥大，常伴有患侧软组织，包括皮肤、皮下组织、肌肉等肥大。畸形的严重程度不一，治疗的方案也因人而异。

a. 病因与临床表现

半侧下颌肥大的确切病因并不清楚，一般认为由于遗传或某些环境因素导致一侧髁突和下颌骨在立体空间上过度生长。年轻女性患者较多见，可能与内分泌紊乱有关。其颌骨畸形在生长发育期发展较迅速，成年后一般不再发展。

该病主要临床表现为面部不对称，患侧面部丰满且下颌体部向外突出明显，下颌骨下缘下垂，颏部无明显偏斜或偏向健侧，畸形严重的病例中下颌骨下缘不但下垂，而且向外增厚，使患侧面部呈扭曲状不对称畸形。患者张闭口功能一般无明显障碍，咬合关系因慢性适应性改变大多无明显紊乱。

b. 治疗原则与方法

治疗目的是恢复颜面部的对称性，改善面容及咬合关系。临床上应根据畸形程度选择治疗方法。

（1）𬌗平面轻度或无明显偏斜、咬合关系基本正常者

1）必要时行患侧髁突切除术和颞下颌关节成形术，可选择耳前切口或颌下切口。

2）下颌角与下颌体成形术，目前手术多采用口内切口。

3）颏成形术，经颞下颌关节成形术和下颌体成形术后，如患者的颏部仍存在一定程度的不对称畸形，可行颏部左右向的位置调整。术后为了保持咬合关系的稳定，应进行颌间牵引，以获得良好的外形和功能。

（2）𬌗平面明显偏斜、咬合关系紊乱患者

1）术前正畸：排齐牙列，消除由于颌骨位置异常所引起的牙代偿，协调上下颌牙弓宽度和弧度，为术后建立良好的咬合关系创造条件。

2）数字化外科设计及模拟：利用影像学数据，通过数字化外科模拟下颌后退的手术过程，以建立术后良好稳定的𬌗关系，并制作定位𬌗板，对于一些错𬌗关系较复杂的病例，也可在模型外科中确定是否需要进行附加的上颌手术。

3）手术治疗：上颌勒福Ⅰ型骨切开术矫正偏斜的𬌗平面、患侧髁突切除术（必要时）、颞下颌关节成形术、下颌角和下颌体成形术，必要时需要辅加颏成形术（图4-9-13，图4-9-14）。

4）术后正畸：调整咬合关系。

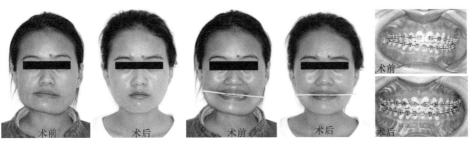

图 4-9-13　半侧下颌肥大患者手术前后的正侧貌、咬合关系对比

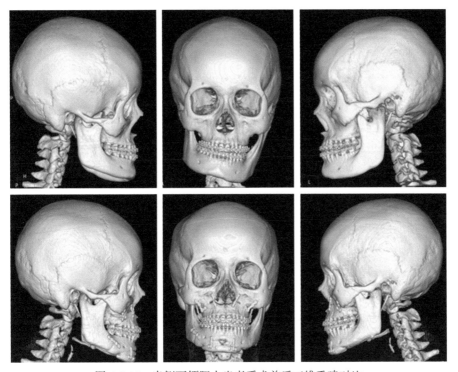

图 4-9-14　半侧下颌肥大患者手术前后三维重建对比

上排：术前；下排：术后

10. 唇腭裂继发上颌骨发育不足

唇腭裂是临床上最常见的先天性颌面部发育畸形。传统的唇腭裂手术常限于关闭裂隙来矫治软组织畸形，但随着年龄的增长，多数患者（尤其是腭裂患者）面部骨骼畸形逐渐显现，唇腭裂患者的颌骨，尤其是上颌骨，与非腭裂患者不同，除腭部黏膜存在明显瘢痕，影响面部血供外，瘢痕的存在还限制了上

颌骨的移动，同时患者上颌骨缺乏连续性，矫治也更困难。

a. 发生机制及临床表现

唇腭裂修复术多在婴幼儿期完成，而患者手术后随着颌面部的生长发育多表现出不同程度的颌骨畸形，主要表现为上颌骨发育不足。究其原因，有学者认为腭裂患者本身已具有颌骨发育不良的倾向，随着生长发育畸形加重，唇腭裂患者术后上颌骨发育不足是腭裂患者固有的上颌发育方式，与手术关系不大。但也有学者认为儿童早期实施硬腭修复术是引起术后上颌骨发育不足的主要原因，手术年龄越小，手术损伤对上颌骨发育的影响越大。

除了上颌骨后缩、上颌骨发育不足、假性下颌前突、单侧或双侧鼻旁区发育不足、面中分凹陷，部分患者还会存在牙槽突裂、腭部高拱、牙排列不齐、牙弓狭窄及假性下颌前突。软组织畸形的特点包括鼻翼塌陷、鼻小柱短小偏斜、鼻尖扁平、上下唇比例失调、口鼻相通等。

b. 治疗原则与方法

（1）矫治的特殊性：腭裂患者的上颌骨常是分离的，且表现为三维方向上的发育不足，正颌手术除需充分前移上颌骨外，还要协调各骨段的移动位置。而且该类患者上颌牙弓狭窄，上下颌牙弓宽度不一致，常需扩展上牙弓。上颌骨往往存在严重的发育不足，需要前移量超过 10mm，唇腭裂术后患者上颌骨周围及腭部黏骨膜瘢痕粘连，限制了上颌骨过多前徙，同时也增加了正颌术后复发趋势。

（2）唇腭裂继发畸形手术矫治的时间和顺序

1）随着唇腭裂序列治疗的逐渐普及，接受序列治疗的患者明显增加。一般主张 9～11 岁尖牙萌出前修复牙槽嵴裂，牙槽嵴裂修复前后应进行正畸治疗，排齐牙列或同时扩展缩窄的上颌牙弓。待患者发育停止后，再行正颌外科手术。但也有学者主张以手的籽骨骨化程度及患者和亲属心理情况综合分析判断手术的时机。

2）唇腭裂术后继发畸形患者若正颌手术前伴有鼻小柱偏斜及短小、鼻翼塌陷、鼻孔不对称、唇红缘不齐、唇部瘢痕和其他软组织畸形，根据情况有些软组织畸形可与正颌手术同期进行，有些需要分次或多次手术进行矫正，以达到理想的效果。

（3）治疗方法：通常采用上颌截骨前徙术或者牵张成骨术矫治上颌骨发育不足，见图 4-9-15、图 4-9-16。少数患者上颌位置基本正常，上颌牙列经过正畸治疗后排列基本正常，但显得下颌前突，可行下颌后退术。严重的继发畸形需要前移距离较大，除增加复发的趋势外，还会影响血运，从而影响骨的愈合。所以，对上颌后缩严重的患者而言，无论其为真性或假性下颌前突，均可同时采用下颌适量后退而中和上颌前徙的距离，从而建立稳定的上下颌关系。为了有效地预防术后复发，应适当延长术后颌间牵引时间。稳定的咬合关系也是控制术后复发的因素之一，因此手术前后正畸治疗是必要的。

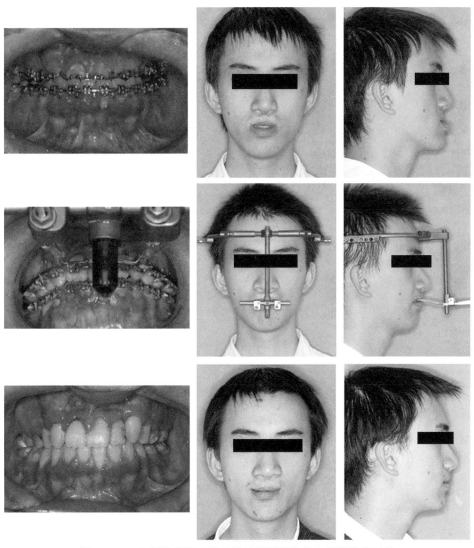

图 4-9-15　上颌骨牵张成骨术矫治唇腭裂继发上颌骨发育不足

上排：术前；中排：牵张中；下排：术后

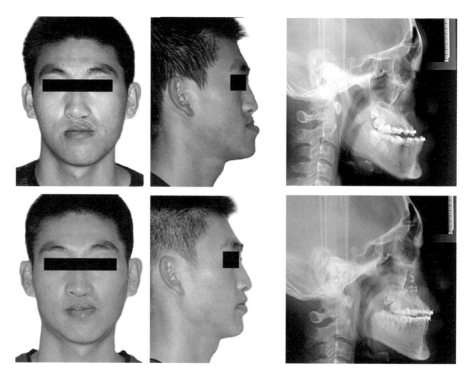

图 4-9-16　上颌骨勒福Ⅰ型骨切开前徙术加双侧下颌骨后退术矫治唇腭裂继发上颌骨发育不足

上排：术前；下排：术后

11. 颞下颌关节强直继发颌骨畸形

颞下颌关节强直是指关节结构由于创伤、感染等原因发生了骨性或纤维性粘连。若在幼儿或青少年发育期不幸发生了关节强直，将会破坏正常的颌面部发育生长，最为常见的就是单侧或者双侧颞下颌关节强直继发的小卜颌畸形，不仅影响外观及咀嚼功能，而且会导致上呼吸道狭窄。典型的临床特征包括：下颌动度明显减弱或消失，张口度减少或完全不能张口，下颌后缩，小下颌，咬合关系紊乱及严重的阻塞性睡眠呼吸暂停综合征。关节强直继发小下颌畸形的矫治方法通常是解除关节强直后，通过牵张成骨或下颌骨定位切开移动配合骨移植来矫治小下颌畸形。

a. 病因与临床表现

该畸形是由于关节区的外伤及炎症等致关节强直引发的颌骨发育障碍，其临床特点主要包括以下 4 种：

（1）开口困难：根据严重程度不同，可分为轻、中、重度 3 类。

（2）颌骨畸形：根据强直发生年龄、严重程度、部位不同而有所差异。一般而言，发生年龄越小、强直越严重，则颌骨畸形越严重。双侧患者常表现为小下颌畸形，又称"鸟嘴畸形"。单侧患者主要表现为不对称畸形。

（3）咬合关系紊乱：儿童期颞下颌关节强直大多伴有咬合关系紊乱，主要由颌骨发育不足所致。

（4）阻塞性睡眠呼吸暂停综合征：严重的小下颌畸形还会引起上气道狭窄，并导致阻塞性睡眠呼吸暂停低通气综合征。对患者而言，睡眠障碍引起的痛苦与身体损伤更甚于颞下颌关节强直本身，应予高度重视。

b. 治疗原则与方法

手术是矫治颞下颌关节强直及其继发畸形的唯一有效手段，其矫治也一直是口腔颌面外科的难点之一，包括口腔颌面外科、正畸科、耳鼻咽喉科、心理学等在内的多学科综合矫治。治疗目标包括：恢复关节功能、矫正颌面畸形、改善咬合关系、消除心理疾患。目前手术方法有多种，包括各种关节成形术、正颌外科手术、牵张成骨术、各种整形与美容手术等，见图4-9-17、图4-9-18。对绝大多数患者而言，需要综合运用这些方法才能取得良好的矫治效果。故而矫治而产生的生理和精神上的痛苦与压力也不为常人能承受，因手术大多需分期完成并配合正畸治疗，整个治疗过程的费用颇高。

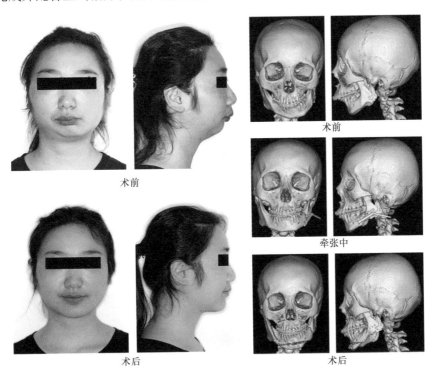

图 4-9-17　正畸–牵张成骨–正颌手术矫治单侧颞下颌关节强直继发颌骨畸形

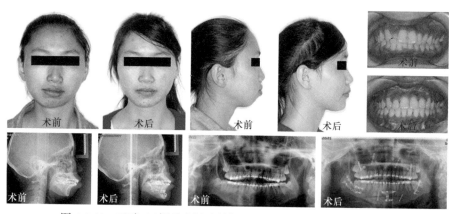

图 4-9-18 正畸–正颌手术矫治单侧颞下颌关节强直继发颌骨畸形

第十节 牙颌面畸形相关疾病

1. 阻塞性睡眠呼吸暂停综合征

阻塞性睡眠呼吸暂停综合征，俗称鼾症，是一种在睡眠中由于上呼吸道肌肉塌陷或阻塞，出现不自主的完全或部分呼吸暂停现象的睡眠呼吸紊乱性疾患。许多患者就诊时诉"睡觉打鼾，中间经常间歇停顿一会，然后才喘一口气"。许多人以为睡觉打鼾是睡得香的表现，其实不然，睡觉打鼾可分为单纯型和憋气型，单纯型即睡眠时只有鼾声而没有通气障碍；而憋气型患者睡眠时既有打鼾又伴有通气障碍，即呼吸暂停、憋气，称之为阻塞性睡眠呼吸暂停综合征。患者往往睡眠时通气不好，机体处于缺氧状态，会对身体产生危害，是一种常见且有潜在致死性的疾患（图 4-10-1）。肥胖、年龄增加、上气道解剖异常、家族史、酗酒、吸烟、过辛辣食物、自身免疫性甲状腺病及甲状腺功能减退症、肢端肥大症、糖尿病等均是该病的危险因素（图 4-10-2）。

患者主要临床表现为（图 4-10-3）：

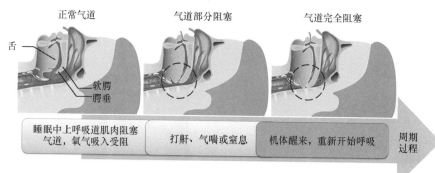

图 4-10-1 阻塞性睡眠呼吸暂停综合征气道阻塞及其过程

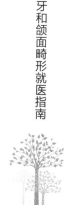

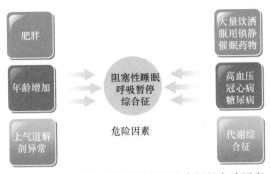

图 4-10-2 阻塞性睡眠呼吸暂停综合征的危险因素

（1）睡眠打鼾，频繁发生呼吸暂停，往往是鼾声–气流停止–喘气–鼾声交替出现，严重者可以憋醒。

（2）白天瞌睡、头晕、乏力，严重者可随时入睡，甚至发生交通事故。

（3）性格改变，易于烦躁、激动、焦虑，部分患者精神行为异常，注意力不集中，记忆力和判断力下降等。

（4）可能合并高血压、冠状动脉粥样硬化性心脏病、肺源性心脏病、脑卒中等心血管病变。

该类患者常因牙颌面畸形和功能障碍首先就诊于口腔科，专科检查普遍存在：鼻甲肥大，鼻中隔偏曲；舌根、舌体肥大；软腭过长，腭盖低平；下颌牙弓狭窄、下颌后缩、小下颌畸形等。研究发现，该类患者常伴有程度不等的小下颌畸形或上、下颌后缩畸形。此外，该类患者也常因打鼾、睡眠质量不佳就诊于耳鼻喉科及睡眠中心专科。

该类患者多伴有不同程度的呼吸、循环系统及血氧饱和度等异常情况，在睡眠中常处于低氧和高碳酸血症等病理状态，可以诱发循环系统的疾病，影响患者的生活质量和寿命，应引起广大患者及医生的重视。

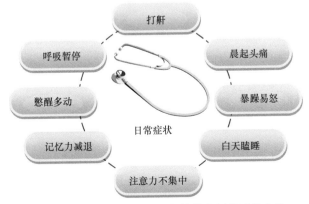

图 4-10-3 阻塞性睡眠呼吸暂停综合征的日常症状

2. 阻塞性睡眠呼吸暂停综合征的治疗方法

阻塞性睡眠呼吸暂停综合征患者临床上具有共同的特征及潜在猝死的危险性，但是发病的因素又不尽相同，应弄清楚上气道阻塞是由于软组织结构还是骨组织位置、大小的异常所致，呼吸阻塞的部位是在鼻腔还是咽腔等。其治疗方法包括非手术疗法和手术疗法两大部分，应针对不同发病原因，采取针对性的治疗方法，才能取得满意的疗效。

（1）非手术疗法

1）一般性治疗：①减肥、控制饮食和体重、适当运动；②戒酒、戒烟、停用镇静催眠药物及其他可引起或加重该病的药物；③侧卧位睡眠；④白天避免过度劳累。

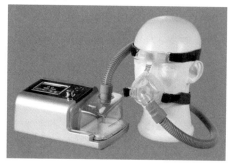

图 4-10-4　气道正压呼吸

2）气道正压通气：此法是目前治疗该病最有效的非手术治疗方法，气道正压通气（图 4-10-4）如同一个上气道的空气扩张器，可以防止吸气时软组织的被动塌陷，并刺激颏舌肌的机械感受器，使气道张力增加。可单独作为一种疗法，也可和外科手术配合使用，但一般患者难以长期坚持。

3）口腔正畸功能矫治器治疗：睡眠时戴用专用矫治器可以抬高软腭，牵引舌体向前及下颌前移，达到扩大口咽及下咽部，改善呼吸的目的，是治疗鼾症的主要手段或该病非外科治疗的重要辅助手段之一，但对重症患者无效。

4）吸氧及各种药物治疗：如神经呼吸刺激剂安宫黄体酮等，也是辅助治疗方法之一。

（2）手术疗法：外科手术是治疗阻塞性睡眠呼吸暂停综合征最为有效的方法，其目的在于减轻和消除气道阻塞，防止气道软组织塌陷。选择何种手术方法要根据气道阻塞部位、严重程度、是否有病态肥胖及全身情况来决定。常用的手术方法有以下 5 种：

1）扁桃体、腺样体切除术：这类手术仅用于青春期前由于扁桃体、腺样体增生所致的儿童患者，见图 4-10-5。一般术后短期有效，随着青春发育，舌、软腭肌发育后，仍然可复发。

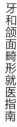

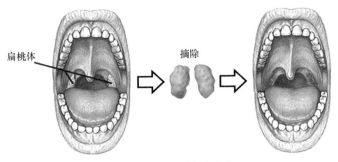

图 4-10-5　扁桃体摘除术

2）鼻腔手术：由于鼻中隔弯曲、鼻息肉或鼻甲肥大引起鼻气道阻塞者，可行鼻中隔成形术，鼻息肉或鼻甲切除，以减轻症状。

3）舌成形术：舌体肥大、巨舌症、舌根后移、舌根扁桃体增大者，可行舌成形术。

4）腭垂、腭、咽成形术：此手术是切除腭垂过长的软腭后缘和塌陷的咽侧壁黏膜，将咽侧壁黏膜向前拉紧缝合，以达到缓解软腭和口咽水平气道阻塞的目的，但不能解除下咽部的气道阻塞，因此一定要选好适应证，见图 4-10-6。

5）正颌外科手术：包括颏前徙术、下颌支矢状劈开前徙术、颏前徙术加舌骨下肌肉切断、悬吊术、双颌前徙术等，主要是通过各种截骨手术及其相应的步骤，使得上下颌骨或舌骨充分前移，利用颏舌肌和颏舌骨肌的作用，牵拉舌根向前，以扩大上气道口径。

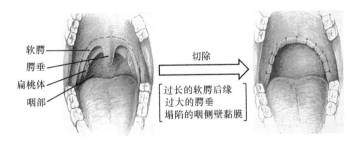

图 4-10-6　腭垂腭咽成形术

3. 正颌外科治疗阻塞性睡眠呼吸暂停综合征

正颌外科主要是通过各种截骨手术及其相应的步骤，使得上下颌骨或舌骨充分前移，利用颏舌肌和颏舌骨肌的作用，牵拉舌根向前，以扩大上气道口径，从而治疗阻塞性睡眠呼吸暂停综合征（图 4-10-7）。

（1）颏前徙术：即高位水平截骨颏成形术，其截骨线应足够高以保证将整个颏棘前移，但过高的截骨线可能造成下颌正中骨折和下颌前部牙根损伤，因此，颏前徙术改良为"凸字形"和"抽屉形"截骨术，保留了下颌下缘，上述并发症的可能性大大降低。

（2）下颌支矢状劈开前徙术：最早用于解除阻塞性睡眠呼吸暂停综合征患者症状的正颌外科手术，由于下颌前徙量较大，应采用坚固内固定，防止术后复发。

（3）颏前徙术和舌骨下肌肉切断、悬吊术：该手术通过颏前徙术并切断所有舌骨下肌群在舌骨体和舌骨大角上的附着，使舌骨前上移位，悬吊于前徙的颏部，扩大上气道口径，但不改变咬合关系，适用于中度阻塞性睡眠呼吸暂停综合征和无严重小下颌畸形的患者。

（4）双颌前徙术：上颌勒福Ⅰ型骨切开术与下颌 SSRO 手术联合使用，前徙上下颌骨，不改变原有咬合关系，充分前徙下颌骨，扩大上气道口径，再配合使用颏前徙术，这一手术组合是目前公认的最有效的治疗阻塞性睡眠呼吸暂停综合征的外科手术，为经典的手术方法。

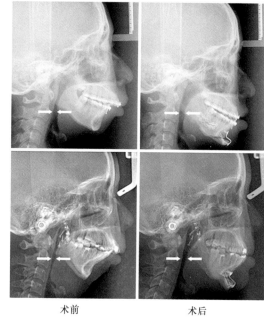

图 4-10-7　正颌外科治疗阻塞性睡眠呼吸暂停综合征

4. 颞下颌关节紊乱症

许多人对颞下颌关节脱位（即俗称下巴掉了）较为熟悉，但是对颞下颌关

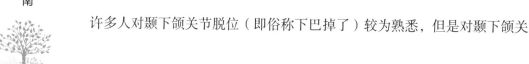

节紊乱则很陌生，听过的人少之又少。然而颞下颌关节紊乱患者并不少，只是大家对这种疾病了解太少，甚至不认为这是一种病，往往严重到需要住院手术了才引起重视。其实颞下颌关节紊乱在人群中是一种十分常见的疾病。

颞下颌关节紊乱是口腔颌面部常见病之一，好发于青壮年，并且女性发病率较高。颞下颌关节紊乱常见的症状如下：

（1）颞下颌关节疼痛：一般情况下，双侧颞下颌关节是不会无原因疼痛的。关节紊乱时的疼痛早上起床时不明显，会随着日常活动及进食慢慢加重，重者会伴有牙痛、头痛。

（2）关节功能发生异常：例如，开口过大或过小、在张口或闭口时突然"卡住"了，或者张口时偏斜，这些都属于关节功能发生异常。

（3）关节弹响：在张口或者闭口时患者自己可听到"咯噔"的声音。

颞下颌关节紊乱常见的病因为（图4-10-8）：

（1）心理社会因素：精神过于紧张、情绪急躁激动等容易诱发此病。

（2）咬合因素：牙齿过度磨损、磨牙缺失太多、不良的义齿、不良修复体或𬌗垫过高使𬌗间距离增大等，使得关节内部结构失去了平衡，可导致颞下颌关节紊乱。

（3）创伤因素：夜间磨牙、喜欢咬硬物、长期嚼口香糖、突然咬硬物或者打哈欠时张开口过大，都可以导致关节劳损和挫伤、咀嚼肌功能失调而诱发此病。

159

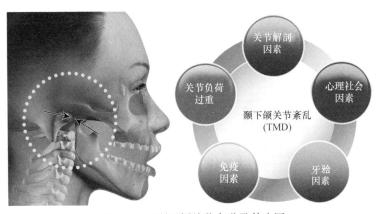

图4-10-8　颞下颌关节紊乱及其病因

颞下颌关节紊乱的处理：

（1）改正不良生活习惯：学会精神上放松，过度紧张者可辅以药物治疗，进食软一点的食物，最好不要嚼口香糖，夜晚磨牙厉害者可佩戴咬牙𬌗垫睡觉。

（2）保守治疗：可行利多卡因关节腔封闭注射。

（3）手术治疗：疾病早期可选择保守治疗，但如果发展成了骨关节病，严重影响生活者就要进行手术治疗。

5. 颞下颌关节紊乱症与牙颌面畸形的关系

牙颌面畸形是指因颌骨发育异常引起的颌骨体积、形态、上下颌骨之间及其与颅面其他骨骼之间的关系异常，以及伴发的牙关系及口颌系统功能异常与颜面形态异常，即常说的"地包天"、"长脸"、"斜脸"、"龅牙"、"开唇露齿"、"露龈笑"、"小下巴"等，见图4-10-9。上下颌骨发育正常，仅仅是牙齿和颌骨之间不匹配，造成的牙齿不齐称为牙性错𬌗畸形，为口腔正畸主要治疗的疾病。上下颌骨发育畸形，进一步造成牙齿排列不齐，这种疾病称为牙颌面畸形，也叫骨性错𬌗畸形，见图4-10-10。这需要通过手术治疗改善，即为正颌外科的治疗范围。

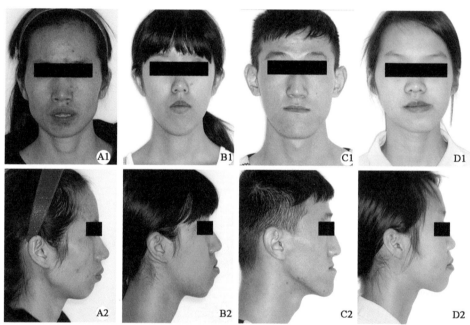

图 4-10-9 常见牙颌面畸形

A1、A2. 龅牙；B1、B2. 长脸；C1、C2. 地包天；D1、D2. 斜脸

牙颌面畸形除了面形欠佳外，咬合关系也常紊乱，表现为深覆𬌗、深覆盖、反覆𬌗、反覆盖、开𬌗、咬合偏斜等。错𬌗畸形与颞下颌关节紊乱相关，且某些严重错𬌗畸形，例如后牙反𬌗、开𬌗、下颌偏斜、深覆盖较易发生颞下颌关节紊乱。

牙颌面畸形是一类生长发育畸形，在这过程中，个体的神经、肌肉和关节可以逐渐适应其变化，但如果颅颌系统的代偿能力降低，肌张力和关节的改建就可能出现异常，关节的运动就会发生改变，长期的关节异常运动则会使关节受损产生颞下颌关节紊乱症。此外，咬合关系错乱可能产生早接触或牙合干扰，也会导致下颌位置偏斜和不稳定而使颞下颌关节应力集中、肌张力加大，从而导致颞下颌关节紊乱症的发生。

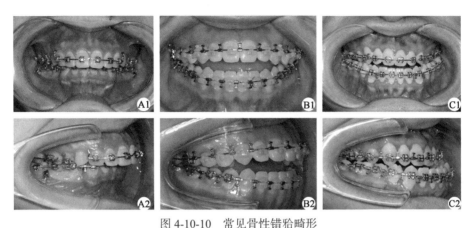

图 4-10-10　常见骨性错牙合畸形

A1、A2. 深覆牙合；B1、B2. 开牙合；C1、C2. 反牙合

6. 正颌外科可以治疗颞下颌关节紊乱症吗

颞下颌关节具有精密细致的解剖结构和协调统一的功能机制，任何微小的改变都有可能引起一定的功能异常，同时颞下颌关节又具有一定的适应性，在不超过其代偿能力的前提下，颞下颌关节可以通过适应性的改建从而达到新的平衡，正常地发挥功能。正颌外科作为一种创伤性的手术，术后对颞下颌关节的结构和位置会产生一定的影响，包括髁突移位、进行性髁突吸收和关节盘移位等。正颌外科手术在改变颌骨解剖结构、位置和关系后，可能对颞下颌关节带来负面影响。但是关节改变不一定在临床上表现出颞下颌关节紊乱症状，关节具有一定的适应性，只有当关节改变超过一定限度后患者才会出现颞下颌关节紊乱症状。而且在临床实践中发现，某些正颌手术对部分颞下颌关节紊乱患者具有治疗作用。例如，经口内进路下颌支垂直骨切开术被多数学者认为是具有治疗或缓解颞下颌关节紊乱症状的术式。

总之，正颌外科手术矫正了异常的上下颌骨位置关系，改善了咬合状况及其功能，重新建立了一个包括牙齿、颌骨、关节、肌肉与神经在内的，复合生物力学平衡的正常口颌系统，有助于缓解或改善关节症状。除此之外，术后患者面形改观及其心理状态改善也对颞下颌关节的症状缓解有一定的作用。

正颌外科与颞下颌关节有着非常密切的关系，正颌手术改变了原有的颌骨解剖结构和咬合关系，必然会影响颞下颌关节原有的结构和功能。正颌外科作为一种创伤性的手术，术后对颞下颌关节的结构和位置会产生一定的影响，包括髁突移位、进行性髁突吸收和关节盘移位等，见图 4-10-11。正颌外科手术在改变颌骨解剖结构、位置和关系后，可能对颞下颌关节带来负面影响。

162

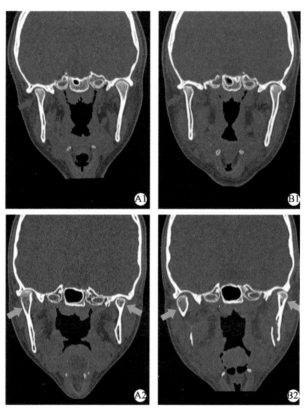

图 4-10-11　正颌手术前后髁突位置变化

A1、A2. 术前；B1、B2. 术后

正颌手术会引起术后颞下颌关节紊乱症状，主要是因为手术在改变颌骨结构位置的同时，可能影响颞下颌关节的结构位置，从而导致颞下颌关节紊乱。

但牙颌面畸形的患者往往存在颞下颌关节结构和位置的异常，错𬌗畸形的状态也可导致颞下颌关节负荷的不同，过大的负荷便引起了颞下颌关节紊乱。而临床实践中发现，术后颞下颌关节紊乱主要发生在本来就有颞下颌关节紊乱的患者中，部分术前有颞下颌关节紊乱症状的患者在接受正颌手术后可得到一定的缓解。

总之，正颌手术与颞下颌关节关系密切。目前，关于正颌外科手术影响颞下颌关节的研究仍存在各种争议。牙颌面畸形患者本身可能存在不同类型的颞下颌关节结构和位置异常，因此术后出现颞下颌关节紊乱症状并不能证明与正颌手术本身有关。正颌手术本身是否对颞下颌关节造成损害而引起颞下颌关节紊乱亦未得到定论。

第十一节　常见并发症

1. 正颌外科有哪些常见的风险和并发症

口腔颌面部解剖结构复杂，不仅有丰富的血管和神经，还与颅脑、呼吸道等重要器官和部位相毗邻，见图 4-11-1、图 4-11-2。此外，牙齿作为口腔颌面部一个特殊的组成部分，直接影响人体的咬合、外貌及语言。因此，正颌手术的方案设计及实施不仅要尽可能改善患者的外貌，同时要保证患者的生命安全及最小程度的损伤，还要考虑患者术后的咬合功能。这些因素使得正颌手术在医疗技术日益发达的今天仍被视作一项十分复杂的手术。加上手术在口内进行，视野狭小，术中和术后难免会出现一些风险和并发症。正颌外科常见并发症包括出血和血肿、意外骨折、呼吸道梗阻、骨块坏死和愈合不良、牙根损伤或牙髓坏死、伤口感染、周围神经损伤、颞下颌关节紊乱、术后复发等。除此之外，正颌手术还有一些比较罕见的并发症，如纵隔气肿、假性动脉瘤、恶性高热等。

163

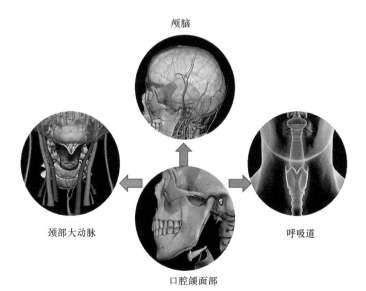

颅脑

颈部大动脉

呼吸道

口腔颌面部

图 4-11-1　口腔颌面部毗邻重要解剖结构

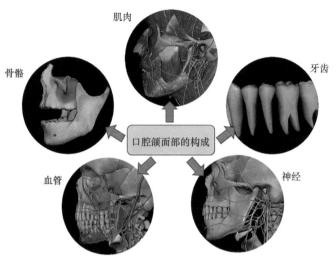

图 4-11-2　口腔颌面部的重要组成部分

2. 正颌术后为什么会发生出血和血肿

出血和血肿是正颌手术的常见并发症。正颌术后短期内伤口渗血是正常现象。这里的出血是指长时间内较严重的大量出血。血肿是指血管破裂，血液流出并淤积于局部组织之间形成的包块。口腔颌面部血管丰富，软组织及骨块切开和移动时都可能损伤血管，导致出血。

正颌手术，尤其是上颌骨手术，容易发生过量出血。上颌骨后方毗邻许多动脉血管，如蝶腭动脉、腭降动脉及颌内动脉等。上颌骨手术在切断或者前移上颌骨时，可能会损伤动脉，导致出血。有时候鼻腔黏膜在术后也可能会发生继发性出血。

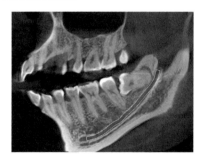

图 4-11-3　下牙槽动脉走行于下颌管中

下颌骨正颌手术所致出血主要是因为在剥离肌肉、劈裂骨板时损伤了下牙槽动静脉（图 4-11-3）、咬肌动脉、上颌动脉、翼静脉丛、下颌后静脉等。

颏成形术一般很少导致严重出血，但如果手术过程中不小心损伤了颏部毗邻肌肉中的血管，可能导致弥漫性的渗血。血液淤积于口底附近的肌肉与肌肉之间、肌肉与筋膜之间、肌肉与骨膜之间的间隙，可能形成血肿，血肿较大时，可能导致舌体往上往后压迫呼吸道，导致呼吸道梗阻、呼吸困难。

术中对于比较明确的动脉性出血，可以通过结扎血管止血。对于出血较多，看不清出血点及静脉弥漫性渗血，可以通过加压填塞止血。切开骨块的断面可以通过骨蜡止血。此外，为了预防术中及术后出血及血肿形成，术前应检查患者凝血功能；术中有效控制血压，小心操作，减小创伤；术后仔细监护。

3. 正颌手术为什么会发生意外骨折

正颌手术前，正颌医生会根据各项检查结果设计手术方案，大致确定术中骨块切开的部位，而术中由于各种原因，骨块可能在非设计部位发生断裂，这种情况即意外骨折。

由于正颌手术移动骨块前，需要将骨块切断或者劈开。切骨时对皮质骨切开不全，或者劈骨时用力过猛都可能导致意外骨折。此外，阻生第三磨牙，也就是我们常说的智齿，往往位于截骨线上，也是意外骨折发生的原因之一。意外骨折主要发生在下颌骨，最常见于下颌支矢状骨劈开术，升支垂直骨切开术及下颌角截骨成形术。骨折部位可能位于下颌体部近心骨段（图4-11-4）、下颌体部远心骨段（图4-11-5）、磨牙后区（图4-11-6）、下颌升支（图4-11-7）等。

避免意外骨折的措施主要是在劈骨之前，应该将皮质骨完全切开。移动和分离骨段时，不要盲目追求速度，切忌暴力。可能会涉及智齿的下颌骨手术，一般建议在手术前6个月拔除智齿。

发生意外骨折时，对于不影响手术顺利进行的轻微骨折，可以用钛钉钛板将骨折处固定。比较严重的骨折应终止正颌手术，将骨折部位复位固定，等骨折愈合后，再行正颌手术。

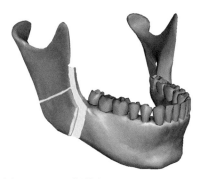

图4-11-4 下颌体部近心骨段意外骨折

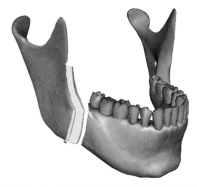

图4-11-5 下颌体部远心骨段意外骨折

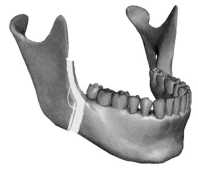
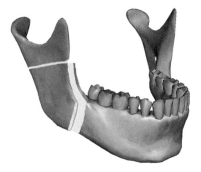

图 4-11-6　磨牙后区意外骨折　　　　　图 4-11-7　下颌升支意外骨折

4. 正颌手术为什么会发生呼吸道梗阻

　　呼吸道梗阻是一种比较危急的症状，患者主要表现为呼吸困难、面色苍白或发绀，不能说话、咳嗽，像是被东西卡住喉咙一样。上颌骨及下颌骨手术都可能发生呼吸道梗阻。

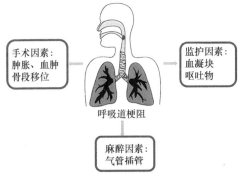

图 4-11-8　呼吸道梗阻的发生原因

　　正颌手术发生呼吸道梗阻的主要原因有（图 4-11-8）：

　　（1）手术因素：上、下颌骨紧靠呼吸道上段，正颌手术后，软组织肿胀或者渗血产生的血肿都使得呼吸道更加狭窄。此外，需要将上颌骨上移、后退的手术，会导致鼻咽腔气道狭窄；而下颌骨后退的手术将导致口腔、咽腔容积减小。大部分患者正颌术后需要行颌间结扎，也就是将上下牙列固定结扎在一起，患者不能张口，也会使口呼吸通道受阻。

　　（2）麻醉因素：正颌手术需要在全麻下进行。全麻时，会将气管导管经鼻腔插入气管。气管插管时可能刺激或损伤鼻腔及气管的黏膜，导致黏膜水肿，呼吸道狭窄。

　　（3）监护因素：正颌术后伤口还会在短时间内持续渗血，血液形成血凝块堆积在咽喉部阻塞呼吸道。全麻后，部分患者会有恶心呕吐等反应，呕吐物也可能阻塞呼吸道，若监护者没有及时帮助患者清理抽吸掉血凝块及呕吐物，可能导致呼吸道梗阻。

　　为了预防术后发生呼吸道梗阻，术中应小心操作，避免不必要的创伤，减小术后出血及肿胀的风险。术后应严密监护，特别是患者在全麻后未完全恢复意识时，应及时抽吸患者口内及鼻腔内的血凝块及呕吐物。对于鼻腔不通畅的患者，应暂时松解颌间固定。

5. 正颌手术为什么会发生骨块坏死或愈合不良

正颌手术骨块坏死或愈合不良是指切断移动的骨块与周围骨块不连接，创口不愈合或延迟愈合，有时可伴感染，创口长期流脓，固定骨块的钛钉、钛板外露甚至松动脱落。

正颌手术需要将骨块切断游离、移动到新的部位并固定，以达到手术效果。充足的血液供应是骨组织得以正常生长发育和进行创伤修复的基础。骨块被切断后，仅仅通过部分软组织与机体连接。连接机体与游离骨块的软组织称为"软组织蒂"。软组织蒂中的血管成为供应骨块营养的唯一来源。骨块被固定在新的部位后，如果血供不足，或者在切断游离骨块的时候损伤了骨块周围软组织蒂中的血管，就可能发生骨块坏死或愈合不良。越小的骨块，切断以后，其附带的血管也越少，越容易发生骨块坏死或愈合不良。部分患者腭部施行过手术，形成瘢痕组织时，局部血液循环障碍，也会导致骨块供血不足。此外，术区创口发生严重感染时，也可能导致骨块坏死和愈合不良。

上下颌骨的主要血供来自于位于颌骨内部的上下牙槽动脉的分支，这部分血供称为"离心性血供"；此外颌骨周围组织中的动脉也为颌骨提供一部分血供，称为"向心性血供"，见图 4-11-9。当手术切断颌骨时，也同时切断了牙槽动脉的分支，这时候颌骨外的向心性血供就变成为游离骨段提供血供的主力，见图 4-11-10。

为了防止骨块坏死或愈合不良，术中应尽量保护血管，减少对肌肉等软组织的广泛剥离。对于比较小的骨块，应尽量扩大其血管蒂。对于已经出现坏死的骨块，应该使用大量生理盐水冲洗伤口，保持良好的口腔卫生，尽早使用高压氧早期划清坏死区域，同时使用抗生素治疗感染，终止坏死进程。

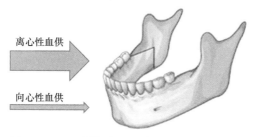

图 4-11-9　正常情况下，"离心性血供"为主导

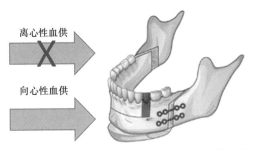

离心性血供

向心性血供

图 4-11-10 正颌手术骨块切开后，"向心性血供"为主导

6. 正颌手术为什么会发生牙根损伤和牙髓坏死

正颌手术术后牙根损伤和牙髓坏死可表现为术后牙齿疼痛、对冷热刺激敏感或牙体变色等。

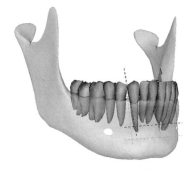

图 4-11-11 垂直切口及水平切口方向
不当时损伤牙根

红色为错误切口线，绿色为正确切口线

根尖下骨切开术时，需要在牙齿之间做垂直切口，以及在牙根下方做水平切口。当切骨方向不当，对牙根的弯曲方向判断不对，以及对安全界限掌握不当时，就会损伤牙根（图 4-11-11）。

牙齿的血供来源于牙髓中的血管，而牙髓中的血管是通过牙齿根部狭窄的根尖孔进入。牙根损伤可能会直接损伤牙髓血管，切骨线距离牙根太近也可能直接切断牙齿周围血管，导致牙髓供血不足，最终导致牙髓活力降低或牙髓坏死。部分手术顺利的患者术后也可能出现牙髓活力降低的症状，可能是因为被手术破坏了的牙髓神经连续性还没有恢复。

为了预防牙根损伤及牙髓坏死，行根尖下骨切开术时，根尖下水平切开线应该与根尖保持至少 5mm 安全距离。术中应该仔细辨别牙体长轴方向，结合 X 线片、CT 等放射检查判断牙根的方向。对于牙齿较拥挤、垂直切开线两侧牙根距离过近者，术前应通过正畸分离牙齿，避免术中损伤。术后若出现牙齿疼痛、敏感或牙体变色等表现，需要在牙体牙髓科行根管治疗。

7. 正颌手术为什么会发生伤口感染

正颌手术术后伤口感染主要表现为术后肿胀长期不消退，口腔表面皮肤发红发烫、疼痛明显，伤口有脓性分泌物，甚至体温升高等全身症状。

伤口感染主要原因有：

（1）手术区域污染：手术区域污染包括术前污染、术中污染及术后污染。术前污染是指正颌术前患者本身口腔卫生较差或者患有严重牙周炎，有较多牙结石、软垢及可能引起感染的细菌。术中污染可能来源于没有严格消毒的手术器械。术后污染是指术后引流不通畅或术后未维持较好的口腔卫生。

（2）术中碎骨片残留或血肿形成：术中劈骨时可能会导致一些小的骨块折断脱落，残留在术区，造成感染，而血管损伤形成血肿时也可能成为术后伤口感染的原因之一。

（3）糖尿病：高血糖是糖尿病的重要特征。高浓度的血糖会抑制白细胞的吞噬作用，降低患者抗感染的能力。

为了有效预防伤口感染，高血糖患者必须在术前严格控制血糖。此外，术前保持良好的口腔卫生、预防性使用抗生素，术中保证严格的无菌操作，术后保证引流通畅，这些都是预防伤口感染的有效措施（图4-11-12）。

对于发生感染的患者，一定要保持引流管的通畅，检查伤口是否有脓性分泌物，使用大量生理盐水冲洗伤口，加强患者口腔卫生的护理，同时配合使用抗生素。

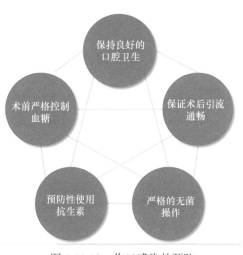

图 4-11-12　伤口感染的预防

8. 正颌手术为什么会导致周围神经损伤

颌面部解剖结构复杂，神经丰富，正颌手术切断移动骨块时，必然会切断或者牵拉损伤到某些神经。正颌手术常见的神经损伤包括眶下神经损伤、下牙槽神经损伤及颏神经损伤，面神经损伤一般比较少见。

上颌骨正颌手术可能损伤眶下神经，表现为同侧下睑中部、鼻翼皮肤、上唇皮肤和黏膜的感觉异常。

下颌骨手术时，最常见的是下牙槽神经损伤及颏神经损伤。其中，下牙槽神经损伤是正颌手术最常见的并发症之一。下牙槽神经从下颌孔进入下颌骨体部，走行于下颌管中，在颏孔处的分支为颏神经，见图4-11-13。下牙槽神经损伤主要表现为下唇感觉麻木。颏神经损伤表现为颏部皮肤及下唇感觉减退、麻木。

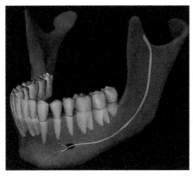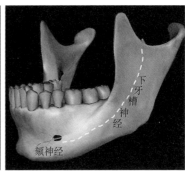

图4-11-13　下牙槽神经与颏神经

为了防止神经损伤，术中剥离肌肉、切断骨块、移动骨块时都应该避免暴力，动作尽量轻柔。发生神经损伤时，患者术后短时间内会有感觉麻木或异常。可配合使用神经营养药物，一般3～6个月会逐渐恢复。若术中神经部分离断，将神经重新放置在一无张力的位置即可得到恢复。若神经已完全离断，则需立即行显微外科修复。

170

9. 正颌手术为什么会导致颞下颌关节紊乱症

颞下颌关节解剖结构复杂，包括关节盘、关节结节、韧带、髁突等（图4-11-14）。颞下颌关节紊乱症是口腔颌面部一种常见的疾病，表现为关节区疼痛，张口或闭口时关节区有弹响，下颌运动障碍等（图4-11-15）。此外，还可伴有头痛、头晕、耳鸣等症状。

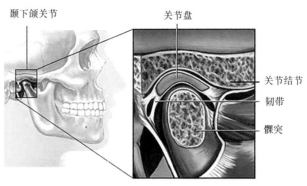
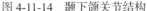

图4-11-14　颞下颌关节结构

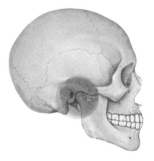

关节区疼痛

关节弹响

下颌运动障碍

图 4-11-15　颞下颌关节紊乱症"三大症状"

正颌术前没有关节症状的患者在术后可能出现关节疼痛、关节弹响的症状，而部分术前本身就有关节症状的患者，在术后原有的关节症状可能加重。有学者认为，正颌手术后出现关节症状或原有关节症状加重的主要原因是手术改变了髁突在关节窝中的位置。正颌手术特别是需要将下颌骨前移或者后退的手术，肯定会同时牵拉髁突向前或向后。正颌术后，原来的咬合关系发生变化，也可能会导致颞下颌关节紊乱症的发生。因此，术中术后尽量保证髁突位于关节窝的位置以及术后通过正畸治疗达到稳定的咬合关系是防止正颌术后发生颞下颌关节紊乱症的主要措施。除此之外，让患者放松心情、保持良好的心态也可以有效地预防或减轻关节症状。

目前，颞下颌关节紊乱症的机制并不是很明确。通常认为，颞下颌关节紊乱症与精神状态、咬合、创伤等多种因素相关。还有一些术前就存在颞下颌关节紊乱症的患者在术后症状好转甚至完全消失，因此，对于正颌手术是否会导致颞下颌关节紊乱症仍然存在争议。

10. 正颌术后为什么会复发

正颌术后复发是指通过手术移动的骨块部分或者全部回到术前位置的情况（图 4-11-16 ）。

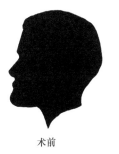　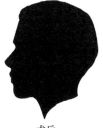　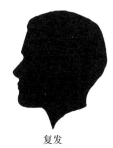

术前　　　　　　　　术后　　　　　　　　复发

图 4-11-16　正颌术后复发

每一种正颌手术都可能出现复发的情况，复发的主要原因如下：

（1）生长发育：生长发育贯穿人的一生。尽管成年以后，人的生长速度减缓，但是并不意味着人体的生长和改建停止。异常的生长可能导致正颌术后复发。例如，通过正颌手术将下颌后退至正常位置的患者，术后下颌生长较快，可能重新长回原来位置，导致复发。

（2）骨段移位：术中骨段固定不良、术后颌间固定时间不足、移植骨块的吸收及咀嚼压力都可能导致骨段移位。

（3）肌肉的牵拉：移位的骨块上都有附着的肌肉组织，骨块移位必将牵拉肌肉组织。受牵拉的肌肉组织有将骨块拉回原位的趋势。

（4）咬合不稳定：正颌术后，牙、牙弓、颌骨位置都将发生变化。上下牙咬合关系不稳定时，咬合力可能会诱导上下颌骨回到原来的位置。

为了防止术后复发，维持较好的手术效果，一般将手术时间选择在患者成年以后。术中采用钛钉钛板对移动的骨块进行比较稳定的坚固内固定，并进行适当的过矫治。

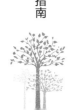

第五章 颌面部整形美容

第一节 基本知识

1. 颌面整形美容的诊疗范围包括哪些

颌面整形美容方法按其目的可以分为美化人体面貌形态及容貌年轻化两类。颌面整形美容的诊疗范围包括美化颌面部形态及使之年轻化的一系列手段。美化颌面形态的手术包括：面部轮廓美容术、唇整复术、重睑成形术、鼻综合整复术等，见图 5-1-1。容貌年轻化的手术包括秃发整复术、眼袋成形术、除皱术、皮肤磨削术等，见图 5-1-2。从更广义上讲，除了上述大众较为熟悉的内容外，颌面整形美容的诊疗范围还应包括对理化因素创伤所致的畸形与缺损、先天缺损和畸形、瘢痕或肿瘤等所致畸形、感染所致畸形等的治疗。总而言之，凡通过医学手段，提高人体外在美的内容均属于颌面整形美容的实施范围。

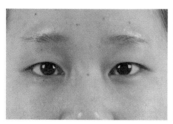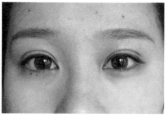

图 5-1-1 以美化颌面形态为目的

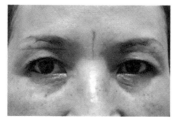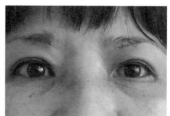

图 5-1-2 以容貌年轻化为目的

2. 为什么整形美容术前要做心理评估

整形美容手术效果的判定需要从手术的客观效果和受术者的主观感受两方面考虑。一些美容手术虽然在客观上效果理想，但受术者主观上并不满意，甚至引起心理上的负面影响。研究发现，身体不适、情绪不稳定、易猜疑、有强迫思维及行为的受术者更易对术后效果不满意。60%的美容外科美容就医者的求美动机都存在着不同的异常，主要包括以下几种类型：①顺应他人型，本人无明显诉求，依其亲友的建议就诊；②偶像崇拜型，要求把自己的某个器官（唇、鼻、眼等）做成和某明星相同；③动机模糊型，无法提出具体的美容部位，希望医生决定美容部位；④情绪受挫型，因为社会交往、恋爱婚姻或工作事业受挫而就医。面对这些美容动机不正确的求美者，一旦实施手术，其效果往往达不到求美者的预期，因此应根据求美者不正确的心理状态，进行必要的心理疏导与治疗，绝对不能贸然进行手术。为了取得最佳的术后满意度，在接诊时应仔细分析就医者的人格特征和心理状态，并力求科学、客观地针对不同人格特征及心理状态进行量化评估，加强医患之间的沟通和心理疏导，以消除受术者的焦虑等不良心理状态，见图5-1-3。

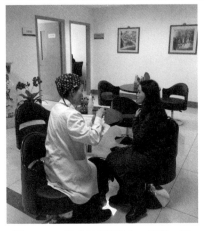

图 5-1-3　综合运用谈话、观察、测验的方法，对受术者进行心理评估

3. 哪些类型的人不适合做整形美容

（1）身体状况不佳及处于特殊生理状况而可能影响手术者：①手术部位发生局部感染或有急性、亚急性全身感染者，为避免术后感染或感染加重并致手术失败，不宜在感染期施行手术；②患有影响术后效果的疾病，如重症肌无力致上睑下垂等；③某些内分泌疾病，如甲状腺功能亢进、库欣病、艾迪生病等；④某些血液系统疾病，如白血病、再生障碍性贫血、某些出血性疾病；⑤严重全身性疾病，如冠状动脉粥样硬化性心脏病、严重高血压、胃十二指肠疾病等，接受美容手术可能激发或加重这些疾病；⑥女性月经期、妊娠期等。

（2）心理状况不佳者：著名美容外科专家 Rase 就曾提出 10 种不正常心理

牙和颌面畸形就医指南

的美容就医者的特点并拒绝为其手术。①要求做成与图片中人物一样的外貌；②仪表不佳、着装不整等没有美的基本素养者；③在亲友的强迫下就医者；④反复追问同一问题，表现出对医生极其不信任者；⑤满口过高的奉承和伪善的夸奖者；⑥过分挑剔，极端苛求者；⑦粗暴无礼，缺乏教养者；⑧无法与医师对治疗方案达成一致者；⑨拒绝术前照相者；⑩对手术犹豫不决，多次不按预约时间就诊者（图 5-1-4）。

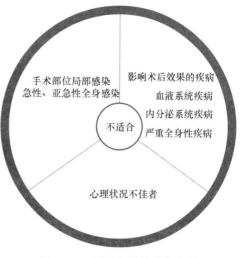

图 5-1-4　不适合做整形美容者

4. 美容外科医生应该具备哪些基本资质

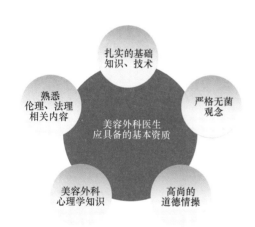

图 5-1-5　美容外科医生应该具备的基本资质

（1）美容外科医生应该具备丰富的外科基本知识及扎实的整形外科基础知识，并熟练掌握整形外科基本技术（图 5-1-5）。

（2）必须有严格无菌观念。

（3）需要有高尚的道德，设身处地地为受术者着想，以解除他们心理上的压抑与烦恼。

（4）具备美容外科心理学知识，术前需对就医者进行相应的心理学沟通，以使就医者与医师于术前在手术方案上达成一致。在就医者心理准备充分，且医师有足够信心，就医者对医师表示充分信任时，方可进行手术治疗。

（5）熟悉伦理、法理相关内容，包括整体上的不伤害原则、知情同意原则、局部微创原则及尊重保密原则。

5. 美容外科手术的特点及原则是什么，其手术切口设计有哪些特点

美容外科手术方式多变，种类繁多。受术者的根本目的就是希望通过手术

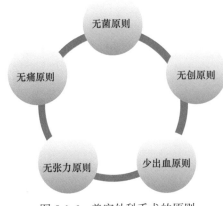

图 5-1-6 美容外科手术的原则

恢复或改善面容，更自信地融入社会生活中。因此，美容外科手术不仅涉及功能的恢复，更要考虑受术者术后外在美的提高。手术操作必须遵循无菌原则、无创原则、无痛原则、无张力原则、少出血原则（图 5-1-6）。其手术切口设计应遵循美学原则、安全性原则、整体性原则、留有余地原则。需要尽可能选择隐蔽切口，同时切口方向应与生理性皱纹、皮纹一致。为了避免引起功能障碍并确保安全，切口还需尽可能远离重要血管和神经。

6. 美容外科手术麻醉特点是什么，如何选择

（1）麻醉特点

1）受术者以中青年为主，女性居多，健康者居多，因此对麻醉药和疼痛耐受程度较高，麻醉药物用量相对较大。

2）部分受术者可能心理状况不佳，故麻醉及术前需做好医患交流，以取得受术者的信任和合作。

3）美容外科手术以体表中小手术居多，深部手术较少，因而局部麻醉最为常用，门诊手术居多，见图 5-1-7。但小儿、体质特异者、高度紧张者、接受复杂的大型美容外科手术者，则应收治入院，与麻醉科医师合作完成手术。

4）局部麻醉多由手术医生自行操作，因此医生要对麻醉效果及受术者安全负责，要熟练掌握局部麻醉操作及局麻药物的特性、剂量等。医生需注意在头面颈部等血供丰富部位进行手术时，因药物吸收较快而较易出现毒性反应，因此应酌情减量或使用毒性较低的药物。

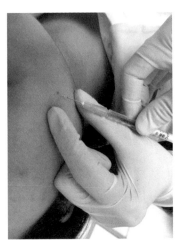

图 5-1-7 局部麻醉

5）美容外科手术操作细致、用时较长、对安全性要求较高，且注重包扎和固定，因此要求麻醉效果浅而平稳，能维持较长时间。同时苏醒期需平稳渡过，整个麻醉过程安全可靠。

（2）麻醉选择：美容外科手术采用的麻醉方法主要包括局部麻醉（表面

牙和颌面畸形就医指南

麻醉、黏膜下浸润麻醉、区域阻滞麻醉、神经阻滞麻醉），椎管内麻醉（蛛网膜下腔阻滞、硬膜外阻滞）及全身麻醉（静脉注射、肌内注射、吸入麻醉）三大类。依据受术者、手术本身及院方三者的条件不同，应选用不同的麻醉方法：

1）受术者年龄：①小儿及少年多选择全身麻醉；②少数年龄较大且合作的少年，同时手术时间不长者，可采用局部麻醉；③成人体表中小手术，多选择局部麻醉；④部分局麻下大手术，可合并使用清醒镇静麻醉；⑤少数时间长、操作复杂的大手术，使用全身麻醉或椎管内麻醉。

2）受术者的精神状态及意愿：①紧张焦虑而心理安慰无效者，局麻下可完成的手术可配合使用镇静药物；②过分恐惧疼痛且不愿觉察手术过程者，根据受术者要求选择全身麻醉。

3）手术操作要求：①术中需受术者配合，宜做局部麻醉；②为观察手术即时效果而要求术区不能因局部注射药物而变形者，应尽可能选择神经小分支的阻滞麻醉。

4）术区情况：术区有感染、病变、恶性皮肤病变切除、或组织成活力差的局部麻醉手术，应选择神经阻滞麻醉、区域阻滞麻醉等，禁忌使用局部浸润麻醉。

5）医院条件：在没有麻醉科医师时，手术医师只要有可靠的局部麻醉技术，对某些大手术仍可应用局部麻醉。

177

7. 美容外科手术麻醉前需要做哪些准备

恰当的麻醉前准备可以保护和恢复受术者主要器官的功能状态，以便更好地耐受手术和麻醉，具体如下：

（1）全身情况良好，各器官系统正常者。

1）成人术前禁食12小时，禁饮4小时；小儿术前禁食4～8小时，禁饮2～3小时。

2）术前排空大小便，若手术较大用时较长应留置导尿管。

3）进入手术室前应取下义齿、首饰等佩戴物。

（2）营养状况不良者：应补充营养，确保血红蛋白≥80g/L。

（3）糖尿病患者：空腹血糖≤8.3mmol/L，尿糖小于或等于（++），尿酮体阴性方可慎重施术。

（4）高血压患者：收缩压≤180mmHg（1mmHg=0.133kPa），舒张压≤100mmHg。

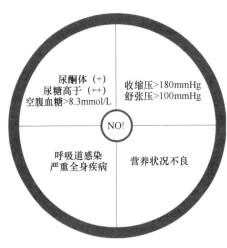

尿酮体（+）
尿糖高于（++）
空腹血糖>8.3mmol/L

收缩压>180mmHg
舒张压>100mmHg

NO!

呼吸道感染
严重全身疾病

营养状况不良

图 5-1-8　美容外科手术禁忌证

（5）呼吸道感染：急性感染者应待完全恢复后施术，慢性感染者应在缓解期施术。

（6）严重全身疾病：应避免实施美容外科手术（图 5-1-8）。

8. 什么是美容外科手术术后无痛管理

（1）术前：了解受术者其他外科手术史及对疼痛的耐受性，向其说明麻醉下术中可以达到无痛，但术后可能会有轻微疼痛不适，使得受术者做好充分心理准备，并取得其积极配合。

（2）接受较小美容外科手术者（如重睑术、隆鼻术）：术后疼痛一般较轻微，可遵医嘱口服地西泮或其他镇静类药物；若疼痛较剧烈，应仔细检查，判断是否有术后并发症，如若发现应及时对症处理。

（3）接受较大美容外科手术者（如颅颌面整形手术、大面积除皱手术或抽脂术等）：手术创伤较大，术后可能疼痛较明显，故一般可口服或肌内注射麻醉性镇痛药。根据术中采用的是全麻还是硬膜外麻醉，术后可分别使用静脉镇痛泵或硬膜外腔注药镇痛泵，一般 3 天后去除镇痛泵后不会再疼痛。若仍疼痛明显，需考虑是否有术后并发症，是否发生出血或血肿、包扎是否过紧等。

（4）术后仍需密切观察受术者，以便发现问题及时处理。

第二节　隆　鼻　术

1. 为何正畸患者在治疗前或治疗中需要去医疗美容科就诊

很多患者寻求正畸（牙齿矫正）的主要目的也是为了美观，因此从某种意义上讲，正畸或许也可纳入广义医学美容的范畴，尤其是针对一些本身不影响功能，仅仅影响美观的牙齿畸形的矫治，如双牙弓前突。可以说，很多时候正畸不能独立于面部综合整形美容而存在，只有正畸医师和颌面整形美容医师的合作才能提供最好的治疗方案。例如，部分双牙弓前突的患者可通过颏填充改善侧貌，见图 5-2-1。

部分唇突的患者，是因为厚唇导致，厚唇是指红唇部过厚，侧面观下唇突于上唇前方，或上下唇均较正常偏厚，外观不美，多见于下唇。如果求美者有以上问题，则适合行厚唇变薄术，见图5-2-2。厚唇整复的患者除因为美观原因而就诊外，也可见于一些因病理原因引起的口唇肥大，如慢性唇炎引起的唇部组织增生，黏液腺高度增生引起的唇部增厚，某些细菌感染及克罗恩病等原因引起的口唇肥大，如果怀疑有唇部病变的求美者可先至黏膜科排除这些疾病造成的厚唇，即可行厚唇变薄术。

部分面中分没有立体感的求美者，实际是因为鼻部高度不足导致的，可通过鼻增高等鼻整形手术进行改善。

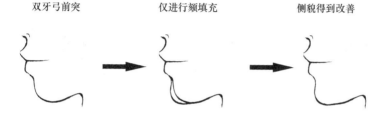

双牙弓前突　　仅进行颏填充　　侧貌得到改善

图5-2-1　双牙弓前突通过颏填充改善侧貌示意图

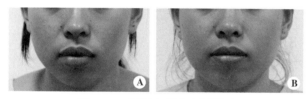

图5-2-2　厚唇变薄术病例展示

A. 术前；B. 术后

179

2. 为何某些正畸患者需要行隆鼻术，它有哪些适应证及禁忌证

很多人都知道"审美线"（即 Ricketts 审美平面），简称"E 线（ Esthetic line ）"，指的是"鼻尖点"与"颏前点"（下巴最前点）的连线，见图5-2-3。东方人的上唇应略位于此线后，下唇应位于此线上最为美观。若唇位于此线前方，则为"唇突"。但是不是所有表现为"唇突"的侧貌都应该进行牙齿矫正呢？当然不是，因为"审美线"本身也可能异常，比如鼻子过矮或下巴后缩。因此，最佳的方案是根据其具体的病因实施治疗，牙齿前突的就该矫正牙齿，鼻子矮的就该增高鼻子（图5-2-4），下巴后缩的就应该增加下巴突度。像图5-2-4中的这个案例，治疗前唇略显前突，虽然牙齿矫正能内收一些唇部，但对于其美观改善的作用不大，因为她的主要问题还在于鼻子太矮，面中分显得没有立体感，因而通过鼻增高和鼻尖塑形可大大改善外形。

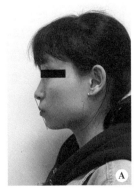
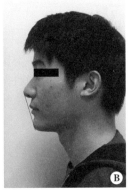

图 5-2-3　审美线

A. 唇突；B. 正常 E 线

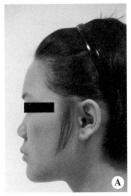
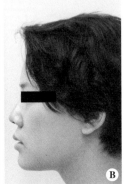

图 5-2-4　隆鼻术病例展示

A. 治疗前；B. 治疗后

隆鼻术适应证：身体健康，精神正常，鼻梁局部凹陷偏低，鼻结构基本正常，无鼻腔生理功能障碍者；单纯鞍鼻；鼻尖低塌，鼻小柱短小；鼻背软组织充足。禁忌证：生长发育阶段的儿童；复杂性鞍鼻；周身健康状态不佳，怀疑有心理障碍者；局部有感染及经常反复鼻出血者（图 5-2-5）。

YES ✔	NO 🚫
身体健康,精神正常;	身体欠佳,心理障碍;
鼻梁局部凹陷偏低	生长发育阶段的儿童;
鼻结构基本正常	局部有感染,
无鼻腔生理功能障碍;	经常反复鼻出血;
单纯性鞍鼻;	复杂性鞍鼻
鼻尖低塌,鼻小柱短小;	
鼻背软组织充足	

图 5-2-5　隆鼻术的适应证与禁忌证

3. 隆鼻常用假体材料有哪些，各有何优缺点

隆鼻术选材以方便、不易变形或吸收、硬度适中、生物相容性和组织相容性好、无毒性、无刺激性、无致癌性、无免疫性、必要时容易完整取出的组织或组织代用品为宜。已报道的隆鼻材料有很多种，包括自体肋软骨、耳软骨、自体骨、自体筋膜、真皮、固体硅橡胶、液体硅胶、羟基磷灰石微粒人工骨、膨体聚四氟乙烯、高密度聚乙烯等，异体软骨及冻干骨，脱钙骨也可作为隆鼻材料，但目前无尽善尽美的充填材料，见图5-2-6、图5-2-7。

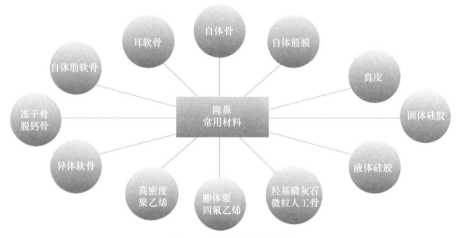

图 5-2-6　隆鼻常用材料

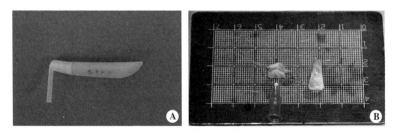

图 5-2-7　隆鼻常用材料

A. 硅橡胶；B. 耳软骨

硅胶组织相容性好，质地似软骨，易于雕刻塑形，充填至鼻背后患者没有不适感，很少发生机体排斥反应，是较理想的假体代用品。

膨体材料塑形容易，真实感较强，和组织有更加好的相容性，在隆鼻整形手术中有广泛的应用前景，但是价格高昂，且较易感染。

生物隆鼻材料主要指从生物体内提取的隆鼻材料，主要是自体骨组织和真皮隆鼻材料。自体软骨需要从患者身体切取，会留下瘢痕，且自体软骨隆鼻整形手

术后有发生吸收变形的可能性。真皮隆鼻材料分为自体真皮和人工真皮，自体真皮取自患者自身，具有不排斥、形态自然、修复功能强等特点；缺点就是有一定的吸收率。人工真皮有替代自体真皮和肋软骨的趋势，人工真皮的塑形性、高度都比自体真皮和肋软骨存在优势，也免去了自体身上留下瘢痕的苦恼；人工真皮的缺点就是在组织替代的过程中也存在一些吸收的问题。此外，注射充填玻尿酸也是一个选择，有创伤小、风险小的优点，但玻尿酸可以被吸收，需要反复注射。

4. 隆鼻的手术切口明显么，术后有哪些可能的并发症

隆鼻手术切口分为鼻前庭切口（图 5-2-8）和鼻小柱切口，后者术后刚拆线时有红色痕迹，术后半年即不明显。

隆鼻术后并发症有感染、假体外露（图 5-2-9）、假体移动偏斜、隆鼻过高、皮肤发红或光照阴影、鼻假体移动及飘浮感、排斥反应等，术者应严格把握手术适应证，减少并发症的发生。

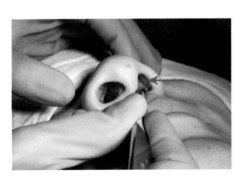

图 5-2-8　鼻前庭切口（箭头所示），正面观看不到切口瘢痕

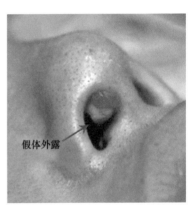

假体外露

图 5-2-9　假体外露（箭头所示）

第三节　隆　颏　术

1. 为何某些正畸患者需要行隆颏术

如前所述，东方人的上唇应略位于"审美线"后，下唇应位于此线上最为美观。若唇位于此线前方，则为"唇突"。但不是所有表现为"唇突"的侧貌都应该进行牙齿矫正，因为"审美线"本身也可能异常，如鼻子过矮或下巴后缩，因此最佳的方案是根据其具体的病因实施治疗，牙齿前突的就该矫正牙齿，下

巴后缩的就应该增加下巴突度，如前移下颌骨、前移颏部，或进行颏填充术（垫下巴），见图 5-3-1。

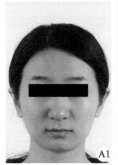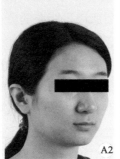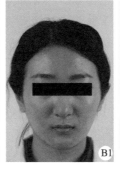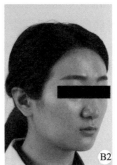

图 5-3-1　隆颏术病例展示

A1、A2. 术前；B1、B2. 术后

2. 隆颏常用假体材料有哪些，手术切口影响外观么

常用的假体颏部充填材料主要是固体硅胶、膨体，见图 5-3-2。硅胶组织相容性好，质地似软骨，易于雕刻塑形，充填至颏部后患者没有不适感，很少发生机体排斥反应，是较适宜的假体代用品。

膨体材料塑形容易，真实感较强，和组织有更好的相容性，在隆颏手术中有广泛的应用前景，但是价格高昂，且较易感染。

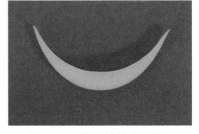

图 5-3-2　隆颏材料（硅胶）

此外，注射充填玻尿酸也是一个不错的选择，具有创伤小、风险小的优点，但玻尿酸可以被吸收，需要反复注射。

隆颏手术采用口内切口，切口隐蔽。术后用胶布外固定以防充填物移位，术后每日用消毒液漱口 4～5 次，并用抗生素预防感染。

第四节　"牙套脸"的治疗

1. 什么是"牙套脸"，产生的原因是什么

正畸过程中由于患者自觉咀嚼不适减少进食，或者正畸导致局部面部肌肉脂肪萎缩，而逐渐形成"牙套脸"。

正牙移动的是牙齿，相应地改变牙槽骨形态，但无论如何改变不了颧骨的高度。所以，"牙套脸"不是让颧骨增高了，其形成只可能来自于软组织改变。因此"牙套脸"的发生有 3 个可能原因：①肌肉萎缩；②增龄性变化；③垂直向高度增加。目前笔者认为，牙齿矫正后肌肉、脂肪的萎缩应该是首要原因。正牙期间，由于牙齿移位、疼痛等原因，食物硬度下降，咀嚼运动减弱，将导致主要的咀嚼肌颞肌和咬肌等的萎缩，同时颊部参与咀嚼或表情（笑容）的颊肌、颧大肌等，也可能发生一定程度的萎缩；另一方面，肌肉萎缩后，也会伴随脂肪的减少。比如"苹果肌"、颊脂垫的萎缩，也会直接造成颊部丰满度下降。

"牙套脸"给人苍老、尖刻的感觉，如果出现了"牙套脸"，则应当到美容科注射玻尿酸、胶原蛋白或脂肪移植治疗，见图 5-4-1。

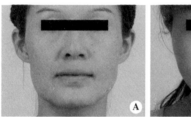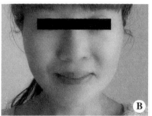

图 5-4-1　玻尿酸充填改善"牙套脸"病例展示

A. 治疗前；B. 治疗后

2. 哪些人适合行脂肪移植术或玻尿酸注射充填术

人体主要靠面部皮肤、皮下脂肪、肌肉和颊脂垫形成柔软、光滑而又富有弹性的面颊，从而显出青春健康之美。颊部的美学意义在于它参与面部表情，协助口唇表达笑容，辅助说话、吸吮和咀嚼活动，容貌的丰满度很大程度上由颊部决定。如果你有面部凹陷不饱满、面部线条不圆润等影响美观、显得苍老的问题，就适合行玻尿酸注射或脂肪移植，见图 5-4-2。

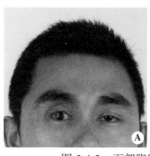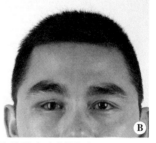

图 5-4-2　面部脂肪移植术病例展示

A. 术前；B. 术后

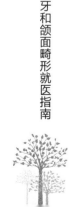

牙和颌面畸形就医指南

3. 玻尿酸究竟是什么东西

玻尿酸的学名为透明质酸，天然透明质酸广泛分布于人体各部位，是一种酸性黏多糖，在不同的物种和组织中其分子结构相同，无物种和组织间的差异。人体合成透明质酸的能力随着年龄的增长，营养、日照、环境等因素的影响，会逐渐下降，皮肤因此逐渐变得粗糙、失去弹性、出现皱纹及干裂，显得衰老。透明质酸既是一种良好的外用化妆品，也是一种临床性皮肤充填材料（图 5-4-3）。透明质酸具有生物稳定性，使得其可以成为良好的组织充填物。透明质酸具有超强的吸水能力，可以吸取自身体积 1000 倍的水分，形成一种有弹性的黏性基质填充在组织的空隙内。真皮内的透明质酸为胶原和弹性蛋白纤维提供了布局空间，形成一个皮肤的支架，是维持皮肤组织稳定、融合和弹性的重要细胞外基质。

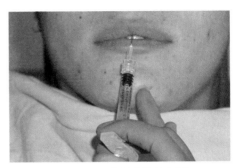

图 5-4-3　玻尿酸注射丰唇

4. 玻尿酸安全吗

安全、天然的玻尿酸本来就存在于人体，注射用玻尿酸是人工合成的，可以分解为水和二氧化碳而代谢消除。就目前而言，透明质酸是一种较为理想的软组织充填剂。与老一代胶原类制剂相比，透明质酸有两个主要的优势：第一，其结构在不同物种内无区别，无免疫原性；第二，注射后在组织内的有效持续时间较长。目前，在不少国家，透明质酸类皮肤充填剂已经取代了胶原类产品，成为最常用的一种软组织充填材料。

第五节　露龈笑的治疗

1. 什么是露龈笑

笑容作为表达情感的重要方式，在人际交往中的作用不言而喻。和谐自然的笑容，会给人留下美好的印象。露龈笑（图 5-5-1）是指微笑时暴露过多的牙龈，将严重影响患者美观、心理及社交。微笑时牙和牙龈的暴露量取决于牙槽骨及牙的高度和微笑时上唇的位置。两者的关系常常用"笑线"来描述，一

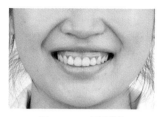

图 5-5-1　露龈笑

一般将暴露出整个牙冠和连续的牙龈组织定义为高笑线，暴露出 75%～100% 的上中切牙牙冠为中笑线，暴露出少于 75% 的上中切牙牙冠为低笑线。随着年龄的增长，笑线位置一般会逐渐下降，也即上前牙暴露量会逐渐减少。一般认为，暴露 0～2mm 牙龈的笑容最为美观，而超过 2mm 露龈量的笑容称为露龈笑，常常被认为是不美的，外观上给人粗野、不优雅的感觉。

2. 露龈笑的病因有哪些

露龈笑在人群中很常见，其机制复杂，与骨骼、牙、牙龈、嘴唇、神经肌肉等有关，是多种因素共同作用的结果。上颌骨垂直向过度发育是露龈笑的主要骨性因素。另外，牙齿延迟性被动萌出或萌出不足使得上颌牙齿的牙冠被不同程度的牙龈覆盖，从而使牙齿呈现短方形外观，具有这样外观牙齿的人在微笑时容易露出过多牙龈。露龈笑患者口周软组织的活动度较大，其提上唇肌的肌力显著高于正常人群。根据不同病因，可将露龈笑分为四类：牙－牙槽性露龈笑，见于上颌垂直距离过大；龈－牙性露龈笑，见于牙齿延迟性被动萌出；肌肉性露龈笑，见于上唇提肌功能亢进；混合性露龈笑，见于这些因素的联合存在，见图 5-5-2。

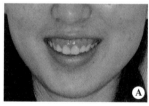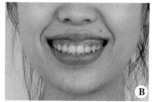

图 5-5-2　龈－牙性露龈笑（A）和肌肉性露龈笑（B）

3. 露龈笑有哪些治疗方式

针对露龈笑的不同病因，治疗手段也多种多样，涉及正畸、正颌、牙周、整形美容等多个学科。对于仅上前牙萌出过度（常见于内倾型深覆𬌗患者），牙龈随之增生的露龈笑，通过正畸治疗整平牙列的同时即可压低上前牙，露龈笑较易得到改善。而对于上颌骨整体垂直向发育过度的长面形露龈笑患者，程度较轻者可通过支抗钉或微钛板整体压低上牙列，促进上牙槽骨的压低和牙龈高度的减小，而程度严重者往往需通过正颌外科上抬上颌骨。对于因牙龈增生（或

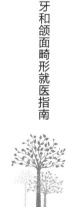

退缩不够）导致上前牙牙冠高度不足导致露龈笑的患者，则应进行牙周手术，如牙龈成形术或牙冠延长术（图 5-5-3），去除过多的牙龈。而对于因上唇提肌功能亢进，上唇收缩过度导致露龈笑的患者，则应从唇软组织着手，通过降低上唇提肌功能或上提空间来限制上唇收缩运动（图 5-5-4、图 5-5-5）。此外，还有报道，对于上颌发育不足伴露龈笑的患者，可通过梨状孔充填术在增加上颌突度的同时限制微笑时的上唇收缩，从而改善露龈笑。

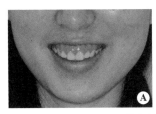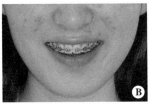

图 5-5-3　牙冠延长术治疗前后对比

A. 治疗前；B. 治疗后

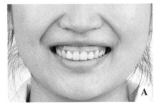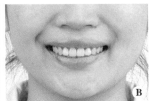

图 5-5-4　A 型肉毒毒素注射治疗前后对比

A. 治疗前；B. 治疗后

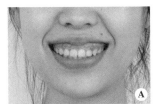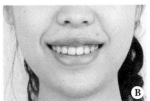

图 5-5-5　唇再定位术治疗前后对比

A. 治疗前；B. 治疗后

第六节　正颌术后面部松弛凹陷的治疗

1. 为何正颌外科医生会让患者在正颌手术结束后到美容科就诊

正颌外科手术后由于术中对肌肉韧带的充分剥离，患者有时会出现面中下部松弛下垂的问题。主要表现为明显的眼袋、泪槽沟、颧颊沟和鼻唇沟（三八纹，图 5-6-1），这就需要求美者到美容科做面部提升术、面部自体脂肪颗粒移植术、玻尿酸注射（图 5-6-2）或胶原蛋白充填术、A 型肉毒毒素注射轮廓重塑术。

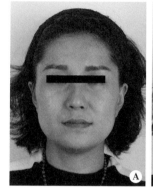

图 5-6-1　面部松弛下垂导致的
　　　　　三八纹

图 5-6-2　玻尿酸注射充填改善面部松弛下垂

A. 治疗前；B. 治疗后

2. 如何判断患者是否适合行脂肪移植术，可一次性解决吗

　　自体脂肪颗粒移植术是指将人体脂肪较丰厚的部位，如腹、臀、大腿或上臂等处的脂肪，注射植入需要改变的有缺陷的受区内，以改变或完善受区形态的一种手术方法。只要有面颊部凹陷缺损畸形，如进行性颜面萎缩、面颊区凹陷、面部手术外伤性瘢痕所导致的凹陷、面部增龄性萎缩消瘦等问题，而且供区脂肪丰富，就适合做脂肪移植。其优点在于自体脂肪颗粒无抗原性，质地适宜，安全性好，但自体脂肪颗粒移植后易出现液化、钙化，还有 20%～50% 的移植物会被吸收，常需 2～3 次手术才能达到最终效果。

3. 自体脂肪颗粒有哪些优缺点

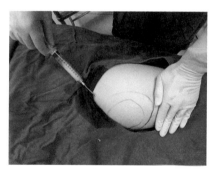

图 5-6-3　自体脂肪颗粒移植术

供区可以同时减肥，重塑体形

　　与其他软组织充填剂相比，自体脂肪颗粒移植具有很多优点，如来源丰富，可以在身体脂肪较多的部位抽取（图 5-6-3）；组织相容性好，无毒副作用，无排斥反应；存活后作用持久；成本低廉；供区可以同时减肥，重塑体形。但也有缺点，如移植的脂肪不能完全存活，可能发生液化、钙化；应用于精细部位时精确度不够。

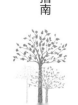

4. 什么是面部提升术

面部提升术即俗称的"拉皮术"，正颌外科手术后由于术中对肌肉韧带的充分剥离，患者有时会出现面部松弛下垂的问题。随着年龄增大，面部韧带的增龄性松弛下垂也可导致面部软组织的结构组织变化，如失去韧带系统支持使面部脂肪下垂，加深鼻唇沟并形成面部的下颌垂肉。拉皮术可以分为面部浅表肌肉筋膜悬吊提升除皱术（SMAS 除皱术）、骨膜下除皱术及内镜除皱术，目前内镜除皱术是近年来整形美容的重要进展之一，属于微创手术，优点为视野清晰，操作准确，可避免伤及知名神经及血管，术中切口小，损伤小，瘢痕少，恢复较快（图 5-6-4）。

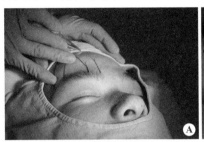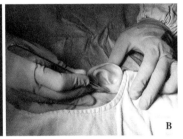

图 5-6-4　面部除皱术

5. 面部提升术后需要注意哪些事项

全麻术后常规治疗与护理；镇痛；冷敷，一般术后肿胀的高峰在 24～48 小时，在此阶段可以通过冷敷来减轻肿胀；进食半流质饮食；注意换药，预防感染；可用帮助肿胀消退、加速血液循环的药物（图 5-6-5）。

面部提升术后注意事项

- 全麻术后常规治疗与护理
- 镇痛
- 冷敷
- 进食半流质饮食
- 预防感染
- 使用药物辅助消退肿胀

图 5-6-5　面部提升术后注意事项

6. 面部提升术后常见并发症

面部提升术因分离层次多而复杂，分离平面广泛，因而在理论上难免发生各种并发症，如出血与血肿、面部神经损伤、感染、皮肤结痂与坏死、面部不对称、增生性瘢痕、色素沉着、外形不规则、皮肤穿孔等（图5-6-6）。

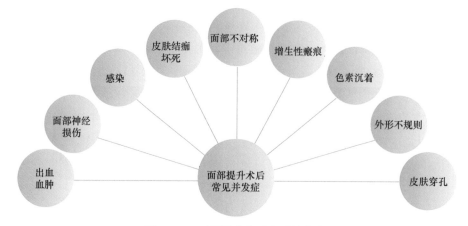

图 5-6-6　面部提升术后常见并发症

7. A 型肉毒毒素究竟是什么东西

A 型肉毒毒素是肉毒杆菌产生的含有高分子蛋白的神经毒素，作用于胆碱能运动神经末梢的肌肉接头处，拮抗钙离子，干扰乙酰胆碱从运动神经末梢的释放，致使肌纤维不能正常收缩以达到改善面部形态的目的。肉毒毒素的功效短暂，随着新的神经肌肉接头的建立，肌肉功能可以重新恢复，故对需继续维持治疗效果的患者可在 6 个月后再次注射治疗。A 型肉毒毒素最开始用于治疗面部痉挛和其他肌肉运动紊乱症，现已广泛应用于整形美容外科，如除皱、瘦脸等。

8. A 型肉毒毒素对人体有害吗

在合理应用的前提下，A 型肉毒毒素安全性较高，全身的不良反应可有发热、疲倦、乏力不适等，但其不良反应和并发症都是暂时的，多能自行消退。本药有剧毒，必须有专人保管、发放、登记造册，按规定适应证、规定剂量使用。使用本品者，应为受过专业训练的医务人员。操作者应熟悉面部肌肉的解剖位置，尽量做到准确、定量、慢注、减少渗漏。凡有发热、急性传染病者缓用；心脏疾病、肝脏疾病、肺部疾病、活动性肺结核、血液病患者及孕妇和 12 岁以下儿童慎用本品；氨基糖苷类抗生素（如庆大霉素等）能加强肉毒毒素的作用，使用本品期间禁用上述抗生素，见图 5-6-7。A 型肉毒毒素的使用总量只要控制在安全范围内，对人体是无害的。因此，要采用高浓度、小剂量、安全优化注射法，减少对非目标肌肉的作用，这样可以明显减少并发症的发生。

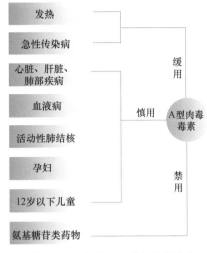

图 5-6-7　不适用 A 型肉毒毒素者

9. A 型肉毒毒素在改善面型中有何作用

东方人面型在人种学上多属于短宽面型，面下部相对较宽，而东方人在文化上认为方形脸是强悍的象征，女性应以椭圆脸为美。东方人，特别是女性，对缩小下面部的宽度有着强烈的需求。咬肌的大小、形态与下颌的轮廓、形态有明确的关联。过度发达的咬肌导致面下部过宽影响美观。通过注射 A 型肉毒毒素缩小咬肌可以达到改善面型的作用，见图 5-6-8。不仅如此，将 A 型肉毒毒素注射入颈阔肌内还起到紧致下颌缘的作用，对面型也有一定的改善作用。

191

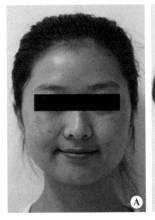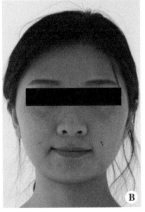

图 5-6-8　A 型肉毒毒素咬肌注射病例展示

A. 注射前；B. 注射后

　　国产和进口肉毒毒素的相同点：主要成分相同、作用机制相同、适应证和禁忌证相同、不良反应和美容效果维持的时间没有明显的差别。虽然国产肉毒毒素和进口肉毒毒素相同点比较多，但它们还是有细微的差别，主要体现在药物提纯方法、药物纯度和弥散性上。进口肉毒素使用的成分是人体白蛋白，而国产的使用的是猪明胶，猪明胶是一种异种蛋白，易引起免疫反应；同时，进口肉毒毒素采用的是真空干燥法（液体–固体），而国产的肉毒毒素采用的是冷冻干燥法（固体–固体）；进口肉毒毒素注射后的弥散性要小（半径 5mm），而国产的注射后弥散性要大（半径 10mm），在需要精确注射时，如治疗皱眉纹，弥散性越小就越显优势。

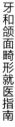

牙和颌面畸形就医指南

第六章　颌面部外伤

第一节　颌面部外伤的特点

1. 哪些原因可以造成颌面部外伤

　　如果仅指软组织外伤，那么摔倒是最常见的原因，走路、下楼梯、幼儿走路不稳摔倒，都可以造成皮肤伤口，在口腔颌面外科急诊室，每天都有大量的患者前来缝合面部皮肤伤口（图 6-1-1）。如果指软、硬组织同时受伤，那么最常见的原因是车祸，常会造成面部皮肤伤口、

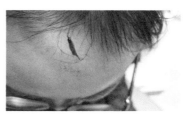

图 6-1-1　外物砸伤面部皮肤

颌骨骨折和牙齿折断，尤其是有些人缺乏安全意识，不系安全带，发生车祸时受伤会更加严重，日后留下的瘢痕和畸形也会更明显（图 6-1-2）。除了摔伤和车祸，高处坠落、打架、晕倒、打球、被石块砸到、被刀割到、被宠物咬、被开水烫伤、散弹枪伤等原因，都可以导致口腔颌面外伤（图 6-1-3）。

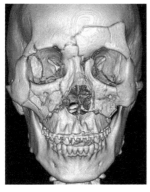

图 6-1-2　车祸致颌面部骨折

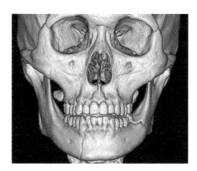

图 6-1-3　打篮球致下颌骨骨折

2. 口腔及面部外伤去哪里就诊

　　对于牙齿问题，一般都知道去口腔医院或者口腔科就诊。但对于颜面部的

皮肤伤口和颌骨骨折，很多人都不知道去哪个医院、哪个科治疗。严格来说，面部外伤和骨折属于口腔医院的颌面外科专科治疗范畴，如果所在城市没有大型的口腔医院，那么可以到综合医院的口腔科做初步处理，遗留的骨折等问题，可以转上级口腔医院的颌面外科住院治疗。

3. 面部外伤为什么出血特别多

与四肢相比，口腔颌面部的血管更为丰富，即便是较小的伤口常常也会出血较多，显得"血流满面"，因此受伤后及时止血非常重要，避免失血过多引起更严重问题（图 6-1-4）。血运丰富还有其他的坏处，包括容易导致更严重的水肿和血肿（图 6-1-5），影响呼吸等。但也有一定的好处，丰富的血液供应使伤口具有更强的抗感染能力和愈合能力，如在同一例患者身上，同样深浅的伤口，面部没有四肢伤口那么容易感染，缝合后留下的瘢痕也可能比四肢的瘢痕小。

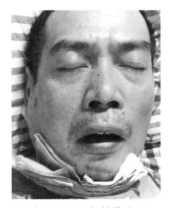

图 6-1-4　面部外伤出血

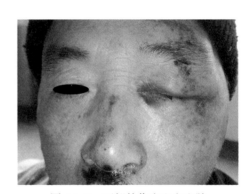

图 6-1-5　面部外伤出血和血肿

4. 面部外伤是否会伤到牙齿

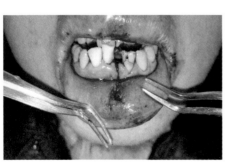

图 6-1-6　面部外伤同时伤到牙齿

如前所述，口腔和面部两个区域是一个有机整体，受到外伤撞击的时候可以同时伤到面部和牙齿，尤其是颌骨发生骨折时，生长在颌骨上的牙齿常常会被波及，导致松动、折断等问题（图6-1-6）。牙齿也可单独受伤而不伴有皮肤伤口或骨折。这也提醒我们，在治疗口腔颌面部外伤的时候，不但要看到表

牙和颌面畸形就医指南

面的伤口，也要仔细检查牙齿是否也存在损伤。

5. 面部外伤会不会引起生命危险

口腔颌面部外伤的严重程度不一，较轻的伤势例如皮肤小伤口、牙齿松动或简单骨折等，不会引起生命危险；严重的外伤如面部大伤口会因大量出血、严重骨折、口腔软组织肿胀压迫咽喉造成窒息等而引起生命危险（图 6-1-7）。还有一种情况是多发伤，不但有口腔颌面部外伤，还有身体其他部位损伤，如车祸中除了颌面部外伤外，同时可能伤及头颅和颈椎，可能危及生命，还可能伤及胸部，引起肺挫伤和胸腔积液等，导致呼吸困难，或者伤及腹部脾脏引起大出血等。这些严重的外伤必须及时救治，往往需要多个专业学科协作。

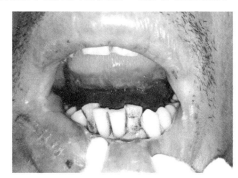

图 6-1-7　下颌骨折伴口底血肿妨碍呼吸

第二节　颌面部软组织外伤分类

1. 口腔颌面软组织外伤有哪些种类

口腔颌面部软组织外伤有两种分类方法：一种是按受伤部位来分，可以分为唇、颊、舌、牙龈、腭、耳、鼻、眼睑、腮腺、神经等损伤；另一种是按受伤性质来分，也是临床上常用的分类方法，包括擦伤、挫伤、挫裂伤（图 6-2-1）、刺割伤（图 6-2-2）、撕裂或撕脱伤、咬伤、烧伤、火器伤等。外伤不仅仅是简单的缝合，不同种类的外伤需要采用不同的方法，如犬咬伤和普通挫裂伤相比，其清洗、缝合、引流、药物、后期治疗等方面均有很大的不同，每种类型的外伤都对应了一套科学的治疗原则，因此第二种分类法对于颌面外科医师更具有指导意义。当然，这并非说按受伤部位来分类不重要，每个受伤部位的治疗也有其特点，例如，唇外伤需要注意恢复唇红缘的连续性；舌外伤需要注意保持舌的长度；腮腺外伤需要防止涎瘘等。两种分类方法互为补充，不可或缺。

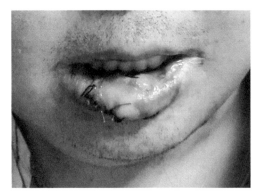
图 6-2-1 唇挫裂伤

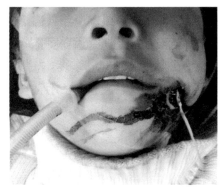
图 6-2-2 竹签刺伤

2. 开放性损伤和闭合性损伤哪个更严重

开放性损伤是指皮肤、黏膜有裂口的外伤，见图 6-2-3。闭合性损伤是指没有裂口的损伤比如擦伤、挫伤，见图 6-2-4。通常来讲，开放性损伤更为严重，皮肤、肌肉、黏膜乃至血管、神经、腺体都有可能累及，造成出血和相关器官功能的破坏，需要积极处理。但闭合性损伤也不可小觑，尤其是存在严重组织内部水肿、血肿的时候，需要密切关注呼吸状况、感染风险等。在颌骨发生骨折的时候，并非所有患者在面部皮肤都有伤口，对于闭合性损伤，也需要仔细鉴别是否有骨折，以免漏诊延误治疗。

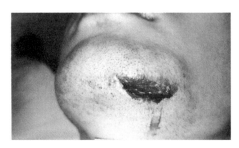
图 6-2-3 开放性损伤——挫裂伤

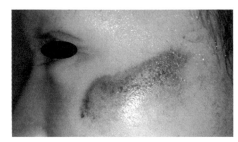
图 6-2-4 闭合性损伤——擦伤

3. 什么叫面瘫

丰富的面部表情，如微笑、鼓嘴、皱眉、睁闭眼等，实际上都是由表情肌的运动实现的，这些肌肉的运动又受到面神经的支配，如果面神经受到损伤，就会导致相应肌肉无法运动，造成面瘫。一般表现为口角歪斜、无法闭眼、无法抬眉等，常发生在单侧，整体感觉就是只有半边脸能动，另外一半脸是瘫痪的，见图 6-2-5。脑部的肿瘤等可以压迫面神经的起始部位，造成中枢型面瘫，面

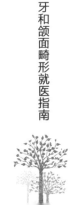

部的外伤可以伤到面神经的周围部分，引起周围型面瘫。面神经的周围部分有五支，分别叫颈支、下颌缘支、颊支、颧支、颞支，这五支埋藏在腮腺的深面（图6-2-6），因此腮腺外伤或肿瘤的手术操作时都有可能伤及面神经。生活中如有不慎，也会发生"突发面瘫"，要尽量避免腮腺区受寒，夏季不要对着腮帮吹空调，冬季出门注意局部保暖。面瘫患者，有些是可以慢慢恢复的，有些则不能恢复，对颜面美观有极大影响。除了美观之外，严重的面瘫还会影响功能，从而给生活带来不便，比如不能鼓气、喝水漏水、角膜结膜干燥、眼睑外翻导致溢泪、味觉降低等。面瘫需要根据病因及时治疗，使用激素抑制神经血管水肿，应用营养神经药物促进恢复，如果是外伤所致则尽量吻合断掉的神经，如果是肿瘤压迫或者炎症所致，则采取相应的专科治疗；后期还可以配合中医理疗和康复锻炼等。

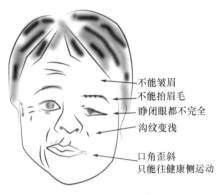

图 6-2-5　面瘫示意图

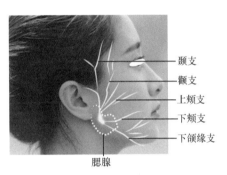

图 6-2-6　面神经示意图

注：颈支未标示

4. 什么叫涎瘘

口腔颌面部有一类特殊的软组织，就是唾液腺，通俗讲就是分泌口水的器官，包括三对大的腺体——腮腺、颌下腺、舌下腺（图6-2-7）。此外，在口腔内的嘴唇、腭部、黏膜等部位还埋藏有许多微小型的唾液腺。当大唾液腺发生损伤时，例如，外伤造成腮腺导管断裂或者腺体破裂，腮腺分泌的唾液不能通过导管顺利进入口腔内部，而直接从伤口处持续流出，即为涎瘘。医生需要将断裂的导管及腺体缝合，恢复正常结构。此外，

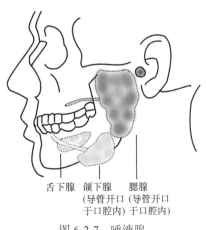

图 6-2-7　唾液腺

因腮腺肿瘤进行的腮腺部分切除手术，残余的腺体仍然会持续分泌唾液，从伤口流出，需术后进行加压包扎和口服抑制唾液分泌的药物，以避免涎瘘。

5. 外伤会引起面部畸形吗

较浅的、较小的伤口一般不会引起面部畸形。如果伤口大而深，可能出现软组织的移位甚至伤口感染，治疗伤口愈合后会遗留比较明显的瘢痕，甚至出现面部不对称。如果外伤造成组织缺损，需要在后期进行皮瓣移植修补，但有时仍然难以达到完全正常的状态，遗留畸形，见图 6-2-8。如果伴有颌面部骨折，早期进行骨折复位固定，有助于避免骨骼错位引起的面部畸形，如果拖延不治，骨折在错误的位置上愈合了，也会造成面部不对称、歪斜、塌陷等畸形，见图 6-2-9。

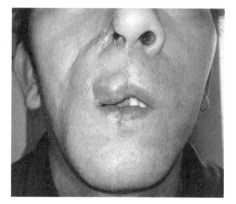

图 6-2-8　鼻子和嘴唇畸形

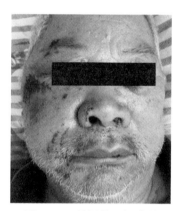

图 6-2-9　骨折伴面部畸形

第三节　颌面部软组织外伤治疗

1. 面部外伤导致的出血怎样止血

压迫止血速度最快，可以用手指或者纱布，压迫伤口及伤口周围的组织和血管，达到暂时止血的效果。如果对解剖结构熟悉，可以寻找供血的动脉进行指压。如果患者需要走动或者搬运，最好使用绷带将纱布敷料包扎固定，以免继续出血。如果伤口又大又深，则需要较多的纱布填塞并包扎才能止血。所有的伤口最终都需要到医院进行清创缝合，在手术过程中如果发现有血管断裂，医生会结扎血管。

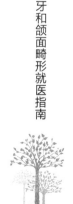

2. 什么叫清创缝合术

所谓清创，通俗讲就是清洗伤口的意思，医学概念中的清创比普通清洗要求更加严格，需要在局麻下使用肥皂水、生理盐水、双氧水或碘伏等反复冲洗擦拭伤口，清除泥沙、细菌等污染物。医生确保伤口已经完全清洁后，检查有无坏死组织，如果有则做适当的切除和修整，然后整齐地对肌肉、皮下组织、皮肤、黏膜等组织进行分层缝合，即为清创缝合术，而面部皮肤与容貌息息相关，多采用非常纤细的美容线缝合，见图 6-3-1、图 6-3-2。受伤后理论上越早进行清创缝合术越好，这样伤口愈合能力更强，感染的可能性也更小，如果有感染的风险，可以用放置引流的方法，使缝合后伤口内部出现的渗出物能够顺利流出来。对于范围较大的外伤，如有些车祸伤、严重的犬咬伤等，清创的时间更长、清创的要求会更加严格，可能需要采用全麻才能进行彻底清创，否则患者在清醒状态下难以忍受疼痛。

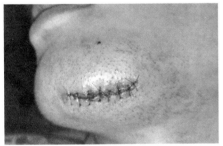

图 6-3-1　下颌外伤清创缝合术后

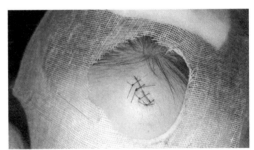

图 6-3-2　额部外伤清创缝合术后

3. 面部缝合跟四肢外伤缝合有什么差别

面部涉及容貌美观，在缝合线的选择上与四肢有所不同。四肢由于术后皮肤张力较大，一般选择粗线，而面部外伤缝合常常选择非常细的"美容线"，如 6-0 的细丝线（跟头发差不多粗细，直径小于 0.1mm，图 6-3-3），这样可以大幅减少缝线痕迹和瘢痕。缺点就是针小线细，需要细心操作（图 6-3-4），不如粗线缝合速度快，会增加医生的手术时间；而且线太细，不能对抗张力，在皮肤紧绷或者运动量大的区域容易断裂，不能使用。

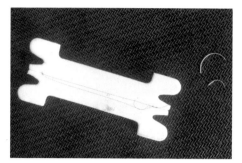

图 6-3-3　6-0 美容缝线

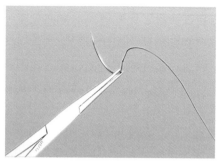

图 6-3-4　持针缝合

4. 怎样做到伤口不感染，如果发生了感染怎么处理

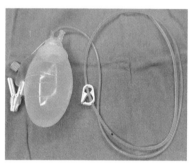

图 6-3-5　负压吸引器

外伤发生后伤口内常常有异物，乃至细菌、病毒等，这是引起感染的主要原因，因此彻底的清创是预防伤口感染的关键步骤。然而对于复杂伤口，就算是最严格的清创，也很难保证把可能的污染物 100% 清洗干净，这就需要辅助其他手段，如缝合后放置橡皮条、橡皮管或者吸引球等引流措施（图 6-3-5、图 6-3-6），使伤口内后续出现的出血和炎性渗出液能够流出来，避免细菌进一步繁殖；再如术后采用抗生素预防感染。另外，每日伤口护理也很重要，在更换纱布敷料时，用乙醇、碘伏、生理盐水等清洁消毒伤口，避免皮肤表面的细菌再次进入伤口，见图 6-3-7。当然，补充营养，提高身体抵抗力也是非常必要的。如果发生伤口感染，不严重的可以通过冲洗换药，加强全身抗炎治疗来恢复；如果感染严重，有可能需要重新做清创缝合术。

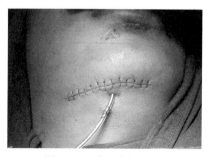

图 6-3-6　术后负压引流

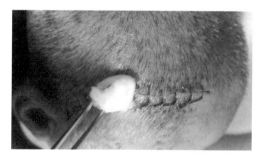

图 6-3-7　伤口消毒

200

牙和颌面畸形就医指南

5. 如果舌头或者嘴唇断了一块还能缝回去吗

舌头或嘴唇断了一块还能缝回去。口腔颌面部血液供应特别丰富，离断的软组织仍然有希望缝合并存活，但是是有条件的。首先，断掉的舌头和嘴唇尽快用生理盐水或者牛奶泡起来，不要长时间放在干燥的空气中；其次，尽快就医缝合，最好在数小时之内到达口腔颌面外科，拖延时间越长，离断的组织存活的可能性越小；最后，专科医师现场评估离断组织缝合存活、感染、坏死的可能性，权衡选择治疗方案，还可能对离断的组织进行修剪。当然，医学也不是万能的，就算是最短时间内缝合回去，也不能排除坏死和感染的可能，这就需要二次手术切除坏死组织并清创，视情况即刻或延期进行畸形整复手术。

6. 有什么去瘢痕的方法

瘢痕的本质是伤口愈合时，局部成纤维细胞、炎性细胞等细胞成分生长，在伤口沉积大量的胶原纤维和黏多糖等基质成分，这些细胞和基质成分聚集过多时，就会形成较大瘢痕。如果遇到以下这些情况，瘢痕会更明显：瘢痕体质者、伤口过大或深、伤口发生感染等。伤口及时缝合、彻底清创、细致严格的分层缝合、使用美容线、避免感染等措施，都有助于减轻瘢痕的形成。如果已经形成明显的瘢痕，去瘢方法常分为手术治疗和保守治疗，对于较大瘢痕可以手术切除，然后精细缝合，拆线后再配合瘢痕贴等辅助手段，有望将其变成较小瘢痕或淡色素的条纹；保守治疗方法包括药物注射如激素、药物外敷如瘢痕贴或膏、弹力绷带压迫疗法及激光去瘢等，保守治疗去瘢痕的效果因人而异，有些人效果好，有些人效果比较微弱，但由于是无创治疗，仍然值得尝试。

7. 什么情况下需要打狂犬病疫苗和破伤风针

动物咬伤和抓伤的时候需要注射狂犬病疫苗，以促使身体产生对抗狂犬病毒的抗体。需要注意的是，疫苗中虽有一个"犬"字，但并非只有犬咬伤才需要注射，其他动物如猫、鼠咬伤也需要注射，尤其是野生动如狼、狐狸、臭鼬、浣熊、吸血蝙蝠等更需注意。对于动物抓伤，即使是很轻的抓伤，也要谨慎，因为除了狂犬病疫苗，人类没有办法战胜狂犬病毒这种致死性微生物。对于家养宠物，如果不清楚其是否带有病毒，也建议注射。对于严重的动物咬伤或者未成年患者，常还需要在局部或肌内注射抗狂犬病血清或狂犬病免疫球蛋白。皮肤和黏膜外伤，尤其是在野外受伤且伤口较深时，破伤风杆菌容易侵入人体，在缺氧环境中生长繁殖，产生毒素引起肌肉痉挛等症状，可以致死，因此接触了土壤、污泥等污染物的伤口，需要及时注射破伤风针。破伤风针包括两种：破伤风抗毒素和破伤风免疫球蛋白，都是用来对抗破伤风杆菌这种致命性细菌感染的，要求在24小时内注射。还有一种破伤风类毒素疫苗，是平时作为预防性接种注射的。

第四节　牙及牙槽骨外伤

1. 牙齿损伤有哪些类型

　　牙齿损伤包括牙挫伤、牙脱位和牙折，对美观和咀嚼功能都有影响，可以与颌骨骨折同时发生，也可以单独发生。所谓牙挫伤，指牙齿受到撞击产生松动和疼痛，这是损伤到牙周膜或牙髓的表现；有些牙齿会直接被撞掉，叫牙脱位；而牙折则是指牙齿受到暴力而折断，根据折断的位置不同，又分为冠折、根折和冠根联合折断（图6-4-1、图6-4-2）。牙损伤常常还伴有牙槽骨的损伤，牙槽骨骨折反过来也会引起牙齿进一步松动，甚至几枚牙齿同时随骨块一起活动。不同的牙损伤有不同的治疗方式，比如松牙需要固定、断牙需要做根管治疗和后期修复。受伤后及时到口腔医院进行治疗，可以提高牙齿存活概率和恢复速度。

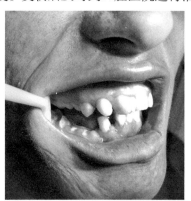
图 6-4-1　颌骨骨折伴牙折

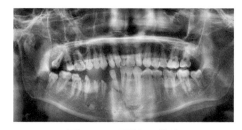
图 6-4-2　牙折 X 线片

2. 牙齿松动是否一定要拔除

　　牙齿松动不一定要拔除。外伤后牙齿松动的程度可以分为三种：Ⅰ度、Ⅱ度、Ⅲ度松动。其中Ⅲ度最为严重，部分情况是因为牙周膜、牙槽骨已经破坏，牙槽窝失去正常形态，无法再容纳牙根，就需要拔除；有时是因为牙齿半脱位造成的Ⅲ度松动，此时牙槽窝的形态还比较完整，可以把牙齿"塞"回去尝试固定，有机会恢复。如果牙齿松动不厉害，说明牙周组织受伤不严重，拍X线片和CT也发现牙齿周围的牙槽骨情况还不错，没有粉碎性骨折，那么这种松动牙经过治疗后，重新变得稳固的希望还是比较大的（图6-4-3）。治疗方法是通过结扎的方法进行松牙固定，为牙周组织的生长提供条件和时间。

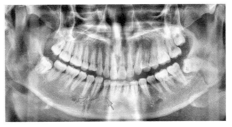

图 6-4-3　骨折线上的牙齿松动

除了外伤之外，慢性牙周炎也可以引起牙齿松动，这种松动基本上是不可逆转的，只能通过牙周治疗争取让它不要变得更松，牙周炎的Ⅲ度松动牙一般都需要拔除。

3. 什么叫牙齿的结扎固定

　　松牙固定的方法包括牙弓夹板、金属丝结扎和正畸托槽方丝等，其关键之处在于通过这些工具，把松动的牙齿或牙槽骨与两端未受伤的牙齿或牙槽骨拴在一起，成为一个整体，从而限制松牙的活动，使之基本保持静止状态，受损的牙周膜、牙槽骨就有机会逐渐恢复，使牙齿重新长得稳固（图6-4-4、图6-4-5）。这些手段可以简单地称为结扎固定，一般在3～4周后拆除工具查看效果，期间需要避免这几个牙嚼东西，否则容易失败。如果1个月后，拆除结扎工具，发现牙齿更加稳固，那么则提示治疗成功，可以通过X线片和CT确认。但这种方法历时比较长，受到多种因素的影响，并非一定能成功，如果发现治疗后牙齿反而更加松动，则提示治疗失败，可能需要拔牙。

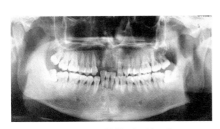

图 6-4-4　外伤致牙松动

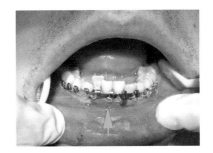

图 6-4-5　牙弓夹板松牙固定

4. 撞掉的牙齿能不能再植回去

　　有些情况下能植回去。牙齿被撞掉，医学上叫牙脱位。如果脱位的时间不长、没有受到严重污染、拍片发现牙槽窝形态较为完整，则可以考虑牙再植，严格消毒后将牙根放入原来的牙槽窝内，与邻近健康的牙齿一起结扎固定3～4

周，以免其再次松动脱落，并且需要将牙齿磨掉一点，降低其高度以免产生咬合创伤。总的来说，脱落牙齿再植的成功概率不算太高，但是只要符合条件，仍然是值得尝试的，即便最后治疗失败也没有太大损失。

5. 什么叫牙槽骨，跟颌骨有什么区别

牙槽骨是指包围牙根的那部分骨质（图 6-4-6、图 6-4-7），如果牙齿拔掉就可以看到容纳牙齿的一个洞即牙槽窝，牙槽窝的形状和牙根的形状是一模一样的，二者之间还有一层菲薄的牙周膜，有 0.1～0.3mm 厚，作为缓冲。严格来讲，牙槽骨是上颌骨和下颌骨的一部分，但是其骨质比颌骨本体要疏松一些，牙齿咀嚼或者受到撞击时也有一定的减震作用，但同时也因为骨质不够硬容易发生骨折。牙槽骨的健康对牙齿的稳固至关重要，牙周炎造成的牙槽骨吸收、暴力造成的牙槽骨骨折，都会引起牙齿松动。由于牙齿和牙槽骨是一个整体，所以松牙固定术往往是同时固定了牙齿和牙槽骨。

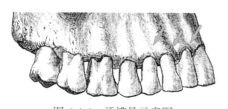

图 6-4-6　牙槽骨示意图

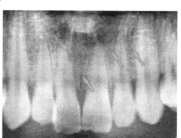

图 6-4-7　牙槽骨 X 线片

第五节　颌面部骨折

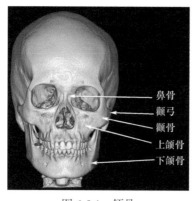

图 6-5-1　颌骨

1. 面部哪些骨骼最容易发生骨折

常见的发生骨折的面部骨骼包括下颌骨、上颌骨和颧骨颧弓（图 6-5-1）。下颌骨在下巴的位置，解剖上分为几个区域，正中间的部分叫下颌颏部，顺着轮廓向后延伸为下颌体，转弯处为下颌角，然后向上行走为下颌升支，至耳前变成下颌关节头，学名叫髁突。如果仔细触摸你会发现下颌骨是一块扁骨，宽大而薄弱，

图中标注：鼻骨、颧弓、颧骨、上颌骨、下颌骨

在髁突的位置甚至变得很细，再加上下颌骨处于面部最为暴露的位置，如果将面部分为上、中、下三部分，下颌骨构成了整个面部的下 1/3 轮廓，因此无论是摔倒、车祸还是打击，都容易最先受到伤害，所以以下颌骨的骨折发生率是面部骨折最高的。上颌骨和颧骨颧弓构成了面部中 1/3 轮廓，不但是容貌美观的关键因素之一，同时也是非常容易受到撞击和发生骨折的。除了上下颌骨、颧骨颧弓之外，面部还有一些骨骼也可能发生骨折，例如鼻骨、眼眶等同样处于面部暴露和凸起的位置，临床上也时常见到这两处骨折的患者。实际上，临床上很多患者往往不止一处骨折，更多见的是多发骨折，也就是面部多处发生骨折，例如颧上颌复合体骨折、鼻眶筛骨折、下颌颏部伴双侧髁突骨折、颧骨颧弓眶外缘骨折等。

2. 什么样的骨折对面部美观影响最大

对面部美观影响最小的骨折是错位不明显的"线性骨折"，骨骼虽然有裂缝，但是断骨并没有大幅度错开移位，面部轮廓没有发生大的变化，这种骨折治疗起来也相对容易。对美观影响较大的是严重错位和粉碎性骨折，如下颌骨断开之后一端升高、一端降低，或者颧骨骨折之塌陷，这都会造成面部畸形。如果骨折是粉碎性的，面部歪斜、塌陷、畸形突起等症状会更加严重。有些特殊部位的骨折，如眼眶，不但有可能造成眼睛的高低不对称、内陷畸形，严重者甚至造成眼球损伤和失明，摘除眼球后也会对容貌造成重大打击。鼻骨也是如此，骨折可以让鼻部变得扁平、歪斜。另外，骨折常还伴有皮肤外伤，留下的瘢痕也是影响美观的，个别患者受伤严重，皮肤伤口长而复杂，整个面部都有可能留下瘢痕，严重的颌面部骨折可以造成毁容（图 6-5-2、图 6-5-3）。因此，新鲜骨折的第一次手术显得尤其重要，及时到正规的口腔医院颌面外科进行骨折手术和皮肤缝合，这是最大程度恢复容貌的根本保障。

205

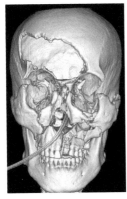

图 6-5-2　严重的面部骨折

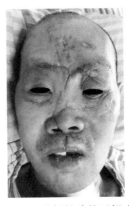

图 6-5-3　骨折导致的面部畸形

3. 上颌骨、下颌骨、颧骨颧弓骨折症状有什么不一样

这要从它们的解剖特点说起。上、下颌骨上面有牙，骨折错位常常引起牙齿错乱，上下牙齿不能咬合咀嚼（图 6-5-4）；而颧骨颧弓跟牙齿没有关系，尤其是颧弓是细长的骨骼，位于面部侧面、耳之前，其骨折一般只引起面部塌陷等畸形，不会出现咬合障碍。所以遇到面部外伤患者，如果其上下牙齿咬合关系良好，咀嚼有力，一般来说上、下颌骨不会有太大问题。但是颧弓也有一点需要注意，该处骨折虽然不直接引起牙齿问题，但是折断塌陷的颧弓会压迫下颌骨的喙突，使得下颌关节难以做开口运动，间接也会影响进食和说话（图 6-5-5）。

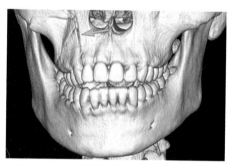

图 6-5-4　上颌骨骨折引起咬合关系紊乱

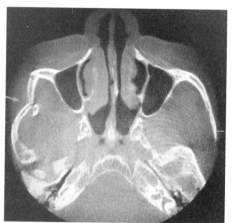

图 6-5-5　颧弓骨折阻碍下颌运动

4. 什么叫鼻眶筛骨折

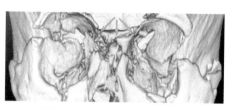

图 6-5-6　鼻眶筛粉碎性骨折

这是口腔颌面部比较特殊的一类骨折，也是治疗起来比较困难的一类骨折。鼻眶筛的意思就是鼻骨-内眶区-筛窦，通俗讲就是鼻梁周围骨折，折断的骨骼可以包括鼻骨、泪骨、筛骨、上颌骨、额骨及眼眶等（图 6-5-6）。该区域骨折后，造成鼻梁塌陷、两眼之间距离明显增宽等症状，还有可能溢泪，因为日常分泌眼泪是通过鼻泪管流向鼻腔的，骨折后鼻泪管断了或者堵了，就会溢泪。由于鼻眶筛的骨质非常脆弱，一旦骨折就可能是粉碎性，这给治疗带来了困难，因为过于粉碎的骨质，很难再拼接和固定，然而此处骨折的临床症状对患者的影响颇大，包括对容貌的影响。所以近年来国内外许多颌面外科医生在努力研

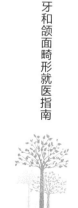

牙和颌面畸形就医指南

究该类骨折的治疗技术，将鼻眶筛骨折分类（图 6-5-7），探索了相应的手术方式，如切口改进、内眦悬吊等，力争恢复患者容貌和功能。对于鼻梁塌陷，还可以考虑后期进行隆鼻手术，对于溢泪，眼科也有办法重建泪道，解除症状。

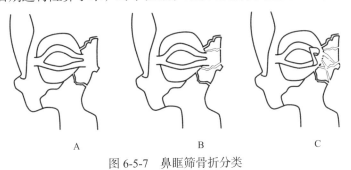

图 6-5-7　鼻眶筛骨折分类

A. Ⅰ型骨折；B. Ⅱ型骨折；C. Ⅲ型骨折

5. 什么叫颞下颌关节，会发生骨折吗

颞下颌关节就是俗称的下颌关节，主要由关节头和关节窝两部分骨性结构组成，还有关节盘、关节韧带等软组织。下颌关节头也就是下颌骨的髁突，关节窝是位于颧弓根部的一个半圆形凹陷，而颧弓本身属于颞骨，所以整个关节叫颞下颌关节。关节头受到外力时，如摔倒后下巴着地冲击关节，髁突就容易发生骨折（图6-5-8、图6-5-9），有时候关节窝也会伴发骨折。人之所以能够张嘴和闭嘴，全靠下颌关节的灵活运动，而且必须是两侧的关节同时运动，此处骨折会引起咬合关系紊乱和张口受限。如果第一次治疗不及时，或措施不恰当，又或手术后的康复训练不科学，关节头、关节窝及邻近的骨质可能会发生粘连、硬化，甚至形成一个整体性的骨球，关节不能运动就再也张不开口，变成关节强直，需要做更进一步的手术才能解决问题。所以关节骨折也需要早期到颌面外科治疗，以免延误病情。

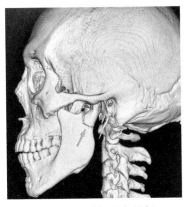

图 6-5-8　单侧髁突骨折

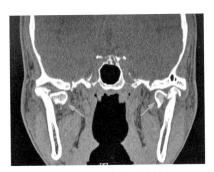

图 6-5-9　双侧髁突骨折

6. 什么是陈旧性骨折

　　由于患者有颅脑、四肢、脏器等其他损伤在其他医院治疗，或者经济条件有限等原因拖延 1 个月以上才来就诊，折断的骨骼在错误的位置上愈合，就是陈旧性骨折了，会造成面部歪斜畸形、牙齿咬合错乱、张口受限等问题，此时做手术的难度远大于刚刚受伤时的手术难度。至于受伤多久会变成陈旧性骨折，目前没有一个严格的定义，一般来讲，超出 1 个月就可以叫做陈旧性，上颌骨愈合更快一些，可能 3 周就错位愈合了（图 6-5-10、图 6-5-11）。但这个时间也不是绝对的，临床上也有遇到老年患者双侧上颌骨骨折 5 周了，骨块仍然是松动的，这是患者体质问题，恢复能力差造成的；与此相反的是儿童，临床上有遇到未成年患者，骨折后十余天，断骨就已经重新融合了，只不过是不整齐的，有台阶，这说明陈旧性骨折的时间规定不能一概而论。

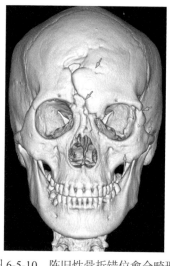 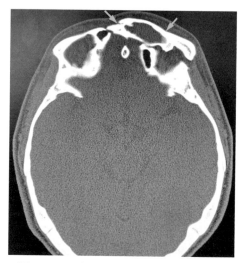

图 6-5-10　陈旧性骨折错位愈合畸形　　　　图 6-5-11　陈旧性骨折 CT 显示骨缝愈合

　　陈旧性骨折的治疗需要采用正颌外科的手段，因为骨骼愈合，已经找不到原有骨折裂缝，需要在相当于原来裂缝的部位让骨骼再次折断，修正后恢复到正常位置，如今超声骨刀的普及可以让骨骼切割、修整手术更加微创，对血管和神经等软组织的保护更好。手术时，需要截断骨骼重新拼对，如果能够大致判断原先的骨折线位置，可以在这个位置截开，如下颌骨；上颌骨的陈旧性骨折可能需要选择勒福 I 型截骨等手术方式，不一定按照原先骨折线位置截骨。对于下颌关节骨折患者，拖延时间太久了，有可能变成关节强直，张不开口，则需要行颞下颌关节成形术，重建关节头、关节窝、关节盘等结构。对于眼眶的陈旧性骨折，则要综合考虑，因为重新截断颧骨等骨骼再移动，相当于让眼眶再变形一次，眼球有可能再次发生移动，局部水肿、血肿和挤压也可能让眼部的神经血管再次受到损伤，带来失明风险，此时需要仔细评估患者本身是否有视力问题、复视等症状，如果症状轻，就要仔细权衡截骨的风险是否能够带来足够的好处。一般来讲，通过医生的努力，陈旧性骨折患者也能获得很好的治疗，达到相对理想的效果，但并非所有陈旧性骨折都需要重新手术，要根据患者的症状、要求和手术风险综合考虑。

7. 什么是全面部骨折

全面部骨折指面中 1/3 和面下 1/3 骨骼同时发生的骨折，见图 6-5-12～图 6-5-14。面中 1/3 主要指上颌骨、颧骨颧弓、鼻骨、眶周骨等，面下 1/3 指下颌骨，如某患者双侧上颌骨、双侧颧骨颧弓眶外缘、双侧下颌骨骨折，就可以称为全面部骨折。这种骨折非常严重，常常由车祸、高处坠落、暴力撞击等原因造成，面形严重扭曲变形，而且经常会累及脑部、眼部、胸腹、四肢等重要部位，甚至有生命危险。这种患者的治疗顺序，一定是先抢救生命，优先处理危及生命的大出血、窒息和颅脑、内脏、脊柱等伤情，昏迷患者要注意保持呼吸道通常，严密观察瞳孔、血压、呼吸、脉搏等生命体征的变化，及时止血。

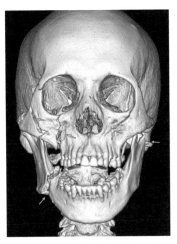

图 6-5-12　全面部骨折正面

全面部骨折的诊断并不困难，X 线片、螺旋CT 和 CBCT 都可以辅助诊断，三维重建可以提供非常详细的骨折细节，包括骨折部位、数量、移动方向等，有助于颌面外科医生实施手术。待全身情况稳定、无手术禁忌时可实施手术，甚至可以和神经外科、骨科等其他科室一起处理相关骨折。

手术原则是恢复面部的形态包括高度、宽度、突度等，还有弧度和对称性，要达到这一点，可以借助数字化外科设计和导航等手段。手术中骨折复位的顺序也很重要，由于断骨和碎骨太多，全都发生了大幅度移动，很难判断某块骨骼原本正常的位置在哪里，那么就需要从没有松动的骨骼开始拼接，例如颧弓根部、额部等远离受伤中心区域的部位开始，由外周到中心逐渐完成碎骨的拼对。对于咬合关系的恢复，需要注意一点，全面部骨折即便是手术中恢复了理想的咬合关系，也并不能说明上下颌骨一定在其正常位置上，因为这两块

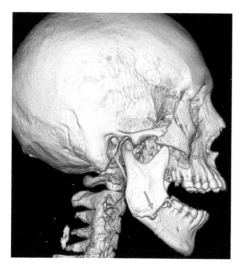 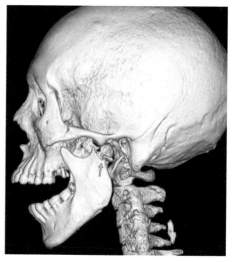

图 6-5-13　全面部骨折右侧面　　　　　图 6-5-14　全面部骨折左侧面

骨骼都是联合松动的，在拴紧牙齿的情况下仍然可以同时移动。因此，骨折固定时，最好先把上下颌骨中伤得较轻的一方先复位固定，使其在正确的位置上，然后以此来对接另一方，如上颌骨粉碎性骨折、下颌骨只是简单线性骨折，那么就先复位固定下颌骨，再根据下颌的牙齿来拼接上颌骨。

8. 面部骨折会不会影响视力

许多面部骨折都会影响视力。例如，颧骨距离眼睛很近，实际上眼眶的靠外侧的部分（外下壁、外壁）都是由颧骨构成的，颧骨骨折错位会造成眼球的肿胀和错位，引起视力问题，眼眶淤血严重，看起来就像"熊猫眼"。眼眶淤血

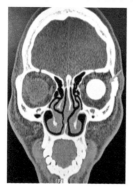

图 6-5-15　面部骨折导致眼球摘除，
安装义眼

还可能发生于上颌骨骨折，如果上颌骨的顶部骨折，就相当于眼眶的底部骨折，严重者会有眶底骨质缺损，也有可能造成眼睛问题，例如，眼球下移造成双侧眼球不在同一高度，看东西一个影像变成两个，医学上叫"复视"，需要手术治疗。面部骨折如果太严重，就不仅仅是引起视力下降和复视了，眼球过度移位、局部过度肿胀、眼动脉受压、视神经损伤等，都有可能造成失明，甚至有眼球破裂的病例，见图6-5-15。眼眶骨折需要及时手术，恢复正常的

眼眶形态，早日解除眼球的错位和压迫，这就需要考虑去哪个科就诊的问题。很多人误以为眼眶骨折应该首先去眼科，实际上眼科擅长的是眼球内外软组织的手术，部分眼部肿瘤手术涉及骨骼，少数眼科医生会做眶壁缺损衬垫修复手术。但专业做眼眶骨折切开复位固定手术的是口腔颌面外科医生，因为眼眶骨骼的移动，实际上移动的是上颌骨、颧骨和额骨等骨骼，这是颌面外科的范畴。当然，在口腔颌面外科住院治疗的同时，也需要请眼科医生给予眼睛方面的指导意见，在完成手术后也有可能需要转院到眼科进一步治疗。

9. 什么叫咬合关系紊乱

人能够咀嚼进食是因为上下牙齿能够紧紧咬合在一起，一颗牙的牙尖和对面的牙窝精确地嵌合，严丝合缝，医学上称为良好的"尖窝关系"，具有撕咬、碾磨食物的强大能力。任何原因造成牙齿移位，哪怕是 1mm 的移位，也会失去正确的尖窝关系，叫做咬合关系紊乱（图 6-5-16），无法正常咀嚼。尤其是颌骨骨折时，不仅仅造成一两颗牙移位，往往是一排牙齿全部错位，呈现咬合畸形，例如左侧下颌关节骨折会造成下颌骨整体往左上方歪斜，反映到牙齿上则表现为闭口时左侧上下大牙提前接触，而正中、右侧的上下牙齿完全无法接触，是比较严重的咬合关系紊乱。像"地包天"这种下牙长在上牙外侧的发育问题，广义来讲也算一种咬合畸形，但由于牙齿的尖窝关系是存在的，所以嚼东西是没有问题的。

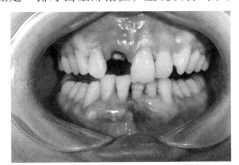

图 6-5-16　骨折导致咬合关系紊乱

10. 什么是张口受限

张口受限俗称开口困难。人的嘴巴能够张大，是因为下巴下降的缘故，这需要骨骼、肌肉和下颌关节功能都正常才行，一般人的最大张口度大约是三横指，也就是上、下正中牙齿之间有三根指头（食指、中指、无名指）并拢的宽度，平均为 3.7cm（图 6-5-17），有些人天生张口度要小一点，二指半也是正常的。任何原因破坏骨骼、肌肉或者关节的功能，就可能造成张口受限（图 6-5-18），开口度如果只有两横指、一横指、小于一横指，分别称为轻度、中度、重度张口受限。严重的情况下，患者完全无法张口，称为完全性张口受限或者牙关紧闭，以至于说话、吃饭、口腔清洁都变得困难。造成张口受限的具体原因包括上下颌骨骨折、颧弓骨折、髁突骨折、慢性关节疾病、关节强直、瘢痕挛缩等。其中颧弓骨折造成的张口受限分两种情况：一种是关节窝骨折暂时影响关节功能；另一种是 M 形塌陷的骨骼阻挡了开口过程中下颌升支前进的道路。以上大部分病因都需要手术治疗，慢性关节病视情况选择保守或手术治疗。还有一种特殊的张口受限是功能性的，比如不明原因的咀嚼肌痉挛，临床上按压肌肉会有疼痛和发硬的表现，外伤造成的肌肉疼痛也会有类似表现，这种情况可以通过理疗等保守治疗来缓解。破伤风、癫痫发作、癔症等全身性的疾病有时也会有牙关紧闭的表现，需要专科治疗。

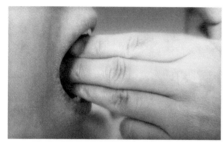

图 6-5-17　正常张口度

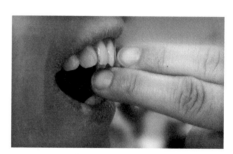

图 6-5-18　张口受限

第六节　颌面部骨折诊治

1. X 线片和 CT 各有什么优缺点

　　X 线打在胶片上应该显示为黑色，骨骼这种硬组织比皮肤等软组织吸收射线多，因此在洗出的片子里颌骨就显示为白色，而对于黑色的部分，难以区分是皮肤、肌肉、脂肪或者空气。所以 X 线片主要就是用来看骨骼、牙齿、钙化灶、金属异物等硬物的，或者是硬组织中央的空腔例如颌骨内的囊肿、牙齿内部的牙髓腔等，显示为"黑色位于白色中"。而 CT 则不同，不但可以看到硬组织，而且可以看到软组织，一般显示为灰色，如果是血管内注射了特殊药物的增强 CT，有些软组织尤其是血管，可以呈现为白色。实际上 CT 本质上也是利用 X 线，叫做 X 线断层摄影，但是 CT 扫描时可以在很精细的层面上一层一层扫描，具有更高的区别密度的能力，可以显示组织间 0.1%～0.5%的 X 线吸收值差异，提供更好的解剖结构图像，不但适用于骨骼，对于肿瘤等软组织病变也显示得很清楚。X 线和 CT 还有一个最大的区别，也就是

牙和颌面畸形就医指南

前面提到的分层，X线片只有唯一一张平面图像，CT可能有上百张图片，每一张都是一个精细的层面，所有图片重叠在一起，就相当于一张X线片，因此X线片显示的图像往往是多个组织重叠的，比如颌骨、牙齿、舌、咽腔、颈椎的影像就会重叠在一起，影响医生的判断，而观看CT结果时医生可以自由抽取某个层面来看，这个层面可以达到1mm这么薄，甚至更薄。CT数据量大，还可以在计算机内进行深度加工，例如，三维重建、图像分割、虚拟手术、模型设计、3D打印等，这也是X线片不能比拟的优势。当然，X线片也有它的优点，如辐射小、价格便宜，对于初步诊断非常重要，有些情况下显示大体轮廓甚至比CT来得更直接，例如，尽头牙在下颌骨中的大体观、颌骨囊肿的整体范围等。X线片和CT片在本书各章节已有大量照片，此处不再单独展示。

2. 什么叫CBCT

CBCT又叫锥形束CT，有些医院亲切地称其为口腔CT或牙科CT，因为这种CT比传统CT（螺旋CT）具有更高的分辨率，对于显示颌骨、牙齿等精细结构更为适用。其原因在于发射的射线有特色，传统CT的射线是比较细的一束，而CBCT的射线就是角度更大、覆盖范围更广的"锥形立体"，接收射线的探测器也分别为线状和平板式，相当于后者传感器数量大大提高了。由此带来的好处是CBCT能够以更快的扫描速度，获得更多的数据，并且辐射量大幅降低，只有传统CT的几十分之一，而精细程度大幅提高，甚至可以看清楚低于0.1mm那么薄一层的图像，而螺旋CT只能达到0.5～0.6mm精细度，即便是最昂贵的64排CT（价格2000万元左右），扫描层厚也无法低于0.3mm，不能完全满足牙科和颌面外科的需要。此外，CBCT球管射线的锥形角度比螺旋CT大了很多，直接就覆盖了整个头面部，因此CBCT扫描颌面部时只需一圈（即360°）就够了，直接得到一个完整的头面部图像，无需拼接；而螺旋CT由于射线很细，要很多圈才能完成头面部扫描，层与层之间的图像需要拼接才能重建出整体形状，两层图像拼接时会相互干扰变得模糊。CBCT机器价格也便宜，只需几十万，即便是普通牙科诊所，也可以购买得起。而且现今的CBCT制造技术再次得到升级，"三合一CBCT机"已经逐步推广，所谓三合一就是除了能拍CBCT之外，还能拍口腔医学最重要的另外两种片子——全景片（曲面断层片）和头影测量片（头颅正侧位片），当然也包括普通牙片，这无疑可以极大地方便患者就诊，并推动口腔治疗技术的发展（图6-6-1、图6-6-2）。

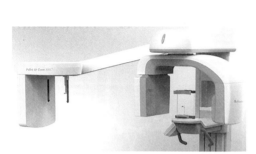

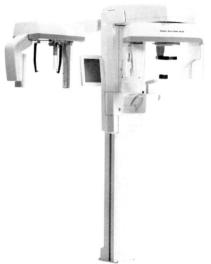

图 6-6-1　三合一 CBCT1　　　　　　　图 6-6-2　三合一 CBCT2

3. 什么叫数字化外科

　　传统外科主要凭原始检查结果和医生经验来做手术，而数字化外科就是对患者原始资料如 CT 数据进行深加工，包括三维重建、图像分割、移动、配准等，获得更高层次的结果，在此基础上对手术进行虚拟模拟，再通过手术辅助机器人、手术导航、3D 打印技术等将其回归于现实，把手术做得更精确，创伤更小。举例来讲，面部陈旧性骨折，医生并不知道手术再次截断骨骼后能否恢复良好的咬合关系，在计算机中模拟一下截骨和拼接的过程就知道了，而且医生可以尝试模拟在不同位置截骨，看哪个效果更好，这就比传统凭经验判断更加便捷。当然，这只是数字化颌面外科一个简单的例子，还有很多高级的应用，包括患者不能张口的情况下在电脑里虚拟牙齿咬合关系、数字化导航看手术中骨骼恢复得是否与另一侧对称、正颌手术中不同手术方法和移动量对美观与牙齿咬合的影响、3D 打印导板辅助截骨或拼接等，很多结果都是传统方法无法实现的。随着技术的发展和应用的深入，数字化技术大幅提高了许多颌面外科手术的个性化、精确化和微创化程度（图 6-6-3、图 6-6-4）。

牙和颌面畸形就医指南

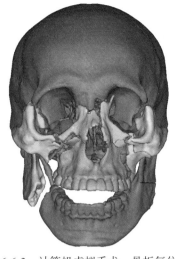 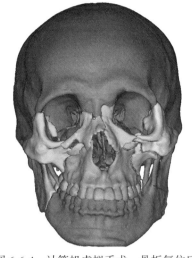

图 6-6-3　计算机虚拟手术：骨折复位前　　　图 6-6-4　计算机虚拟手术：骨折复位后

4. 颌面骨折能否不做手术，选择保守治疗

　　颌面骨折可以不做手术，选择保守治疗，但是仅限于少数情况下。例如，儿童髁突高位囊内骨折，手术治疗未必比保守治疗效果好，此时可以采取颌间牵引等保守治疗，并教患儿练习张口以避免关节强直；又如下颌骨陈旧性骨折，若骨块无大幅错位，自然愈合后没有明显影响牙齿咬合和张口度，患者没有更高要求时就可以不做手术；再如颧弓骨折后仅有轻微塌陷，不妨碍张口，患者也不是特别在意外表，经过细心保护不让骨骼进一步错位，自然愈合后也没有很严重的后遗症，就可以不做手术（图 6-6-5、图 6-6-6）。保守治疗的患者，

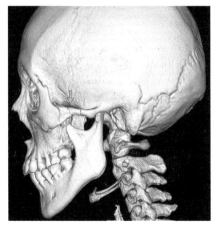 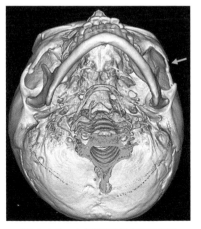

图 6-6-5　左侧颧弓骨折侧面图　　　　　图 6-6-6　左侧颧弓骨折底面图

也是需要定期复查的，看断骨恢复情况是否良好，断骨有没有继续移位。但是绝大部分颌骨骨折都是需要手术治疗的，手术名称叫做切开复位内固定，让移位的骨骼恢复到正常位置，纠正错乱的咬合关系，改善变小的张口度及面部外形。在全身条件允许的情况下，以早期进行骨折手术为宜，尽量不要拖延变成陈旧性骨折。

5. 面部骨折手术需要从脸上开刀吗

　　一般不会在骨折的位置直接切开面部皮肤，那样会在脸上醒目之处留下瘢痕，患者难以接受，尤其是女性患者更不能容忍这一点。通常情况下，颌面外科医生会在骨折附近找一个较为隐蔽的位置切开皮肤或者黏膜，然后分离牵拉切口直至暴露骨折区域，这样伤口愈合后即便有瘢痕也不容易发现。例如，上颌骨骨折一般可以从口腔里面做切口，称为口内切口。具体操作是拉开嘴唇，显露医学上称之为"前庭沟"的位置，也就是距离上颌骨比较近的黏膜转折处，横行切开软组织就可以看到上颌骨了（图 6-6-7）；下颌骨骨折有时也可以选择口内切口，如果需要在面部皮肤做切口，医生一般向下绕过下巴的边缘向后，在皮肤转折之后切开，这样只要患者不仰头，就看不到伤口（图 6-6-8）；眼眶骨折可以选择下眼睑、眉毛内的切口；颧骨颧弓骨折可以选择在头发内的头皮上做切口，头发长出来之后可以遮盖瘢痕；下颌关节的骨折可以选择耳前缘皮肤皱褶处或者耳后下方、下颌后的小切口，从患者正面也看不到伤口。由此可见，颌面外科骨折手术的切口设计，实际上是考验了医生对美学的衡量，既要恢复断骨，又要充分照顾美观。从另一个角度来讲，由于不能直接在骨折处切开面部皮肤，而且切口不能做得太长，影响美观，所以切口的位置往往距离真正骨折的裂缝有一定距离，需要用力牵拉伤口才能看到骨折，这并不容易，而且暴露的视野小，操作极为不便，所以颌面外科骨折手术需要很高的技术含量。当然，如果受伤时已经摔破皮肤，那就可以直接利用伤口做手术。

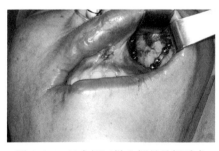
图 6-6-7　口内切口做上颌骨骨折手术

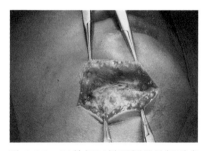
图 6-6-8　口外切口做下颌骨骨折手术

牙和颌面畸形就医指南

6. 什么叫切开复位内固定术

切开复位内固定术是颌面部骨折的标准手术方式，其中包含了三个词：切开、复位、内固定，下面分别解释。切开，在上一个问题已经阐述了，就是切开皮肤或黏膜，直接看到骨骼进行手术，医生们有时也称之为"暴露"，暴露得好不好直接影响手术效果（图 6-6-9）。复位的意思就是把移位的断骨放回到正常的位置，这个动作看似容易，实际上很多时候都存在难度，尤其是大型口腔医院颌面外科收治的往往是高难度的骨折病例，例如，多段式骨折、粉碎性骨折、陈旧性骨折等，要把断骨恢复到正常位置并牢牢固定，还要保证牙齿咬合很好，这并非易事，一方面需要技术高超，另一方面也提醒患者受伤后务必到正规大型口腔医院进行治疗（图 6-6-10）。首次治疗如果没有将复杂的断骨恢复正常，可能造成畸形和功能障碍，不得不进行二次手术。关于内固定，是相对于外固定而言的，支架、石膏、悬吊等方法都是外固定手段，对颌面部骨折而言，内固定是更直接、更有保障的方式。

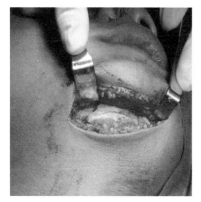

图 6-6-9　切开皮肤暴露断骨

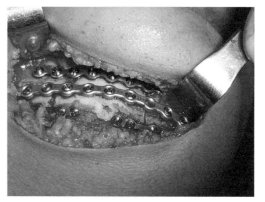

图 6-6-10　骨折复位并内固定

7. 通常采用什么材料来固定折断的颌骨

在 20 世纪，科技不发达的时候，使用外固定较多，内固定则采用钢丝将折断的骨骼连在一起，并不牢靠。现今医学和材料学技术飞速发展，目前颌骨骨折主要使用钛钉钛板进行坚强内固定，医学上叫做接骨板。金属钛是一种惰性金属，跟人体兼容性非常好，可以长期放置在人体内而不用取出。除了接骨板之外，种植牙和人工关节所使用的材料也是钛合金。除了生物相容性好之外，钛还有很多优点，如密度低，只有黄金的 1/5，也只有银、铜、铁的一半左右，所以相同体积的钛钉钛板比其他金属轻得多，又保持了很好的强度、硬度、熔点、抗腐蚀性，得益于这些优点，所以非常适合于医疗用途。实际上钛在飞机、火箭、导弹、人造卫星、宇宙飞船等航天和军工等方面的应用也很普及。此外，钛并不是一种稀有金属，相反，它是一种储藏量非常大的资源，在地壳中比铜、镍、铅、锌加起来的总含量还多15倍，是前景广阔的一种材料。颌骨骨折所使用的钛板有多种类型，例如，最轻薄的微型板、体积和强度较为适中的小型板、还有粗大而坚硬的重建板，医生会根据骨折的部位、严重程度、受力大小、是否有缺损等具体情况采用不同类型的钛板（图6-6-11、图6-6-12）。除了大小和厚薄之外，钛板的形态也不尽相同，最常用的是笔直的条形钛板，许多时候也用弧形、L形、X形、矩形等来处理特殊的部位；还有一种叫锁定板，在拧紧螺钉的时候可以避免骨骼受到挤压，从而保持骨块纹丝不动；如果需要大面积覆盖，也可以使用钛网，这是粉碎性骨折和骨缺损治疗时常用的材料。不同类型的钛板，对应了不同的钛钉，其粗细、长度和细节各不相同，也有独立于钛板单独使用的螺钉，如下颌颏部骨折使用的拉力螺钉、髁突骨折使用的长螺钉等。

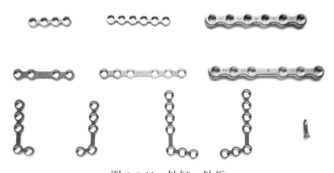

图 6-6-11　钛钉、钛板

2.0 小型锁定钛板、钛钉

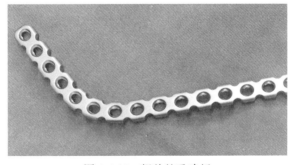

图 6-6-12　粗壮的重建板

8. 所有患者都适合采用可吸收材料吗

除了钛合金，目前还有可吸收材料制成的接骨板，这是一种高分子聚合物，

牙和颌面畸形就医指南

在骨骼愈合后，1～2年后开始逐渐分解，最后在人体内完全消失。这种材料的优点是会自动降解，不需要二次手术取出，缺点是强度不如钛合金，因此仅用于受力不大的骨折区域，如颧弓骨折、眼眶边缘骨折等。但近几年材料科学技术突飞猛进，可吸收板的强度大大增加，已经有一些品牌宣传他们生产的可吸收板可以接近钛合金的强度，这种材料目前也有用于颌骨承力区的骨折，但仅限于试探性地用于简单骨折，如上颌骨和下颌骨错位不明显的线性骨折，长期效果还有待进一步观察（图6-6-13、图6-6-14）。总之，可吸收材料并非适用于所有颌骨骨折患者，但材料研究的进步、材料性能的提高，会使其应用范围越来越广。

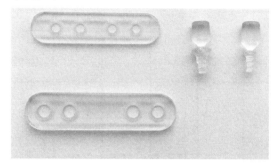

图6-6-13　可吸收板

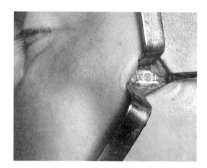

图6-6-14　左侧颧弓骨折使用
可吸收板固定

9. 为什么在手术过程中需要把上下牙齿对齐，并且紧紧拴在一起

颌面部骨折手术的目的，除了恢复骨骼的连续性、面部容貌之外，还有非常重要的一点，就是恢复患者的牙齿咬合关系，如果手术后患者的牙齿咬合不好，不能咀嚼，就没有达到手术目的。所以手术过程中，严格讲是在骨骼上进行内固定之前，需要将上下牙齿对整齐并紧紧拴在一起，称之为颌间牵引，保证进行接续骨骼时牙齿咬合始终是稳定的。反过来讲，如果不把牙齿栓紧，那么医生在操作骨骼时，尤其是打螺钉的时候，骨骼会受到挤压等力量，发生轻微移动，本来对好的咬合又错乱了。而且事先对好咬合，也非常有助于进行骨骼复位，因为牙列和上下颌骨是一体的，良好的咬合关系也提示断骨基本恢复到正常位置，有助于接下来的内固定（图6-6-15、图6-6-16）。颌间牵引的方式有多种，可以采用牙弓夹板、牵引钉等手段，目前最常用的是后者。与松牙固定所不同的是，骨折手术中的颌间牵引是大范围的，涉及所有牙齿的牵引，需要对整齐咬合，而松牙固定仅限于松动牙左右相邻几颗牙齿的固定，也不需要把上下牙齿拴在一起。

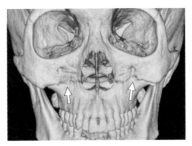

图 6-6-15　双上颌骨骨折

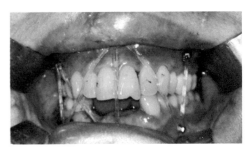

图 6-6-16　打钛板之前先把咬合对好

第七节　颌面部骨折术前、术后相关问题

1. 骨折后不能进食怎么办

　　受伤发生颌面部骨折的患者，没有治疗之前往往存在咬合关系紊乱、张口受限、出血、疼痛、牙齿损伤、软组织撕裂、吞咽困难等，这些都会妨碍进食。病情不太严重的，例如，口腔内没有大的伤口、骨折错位程度较小的，可以采用流质饮食，或采取代金管进食的方法，利用注射器推注流质饮食通过软管到达口内没有受伤或伤情较轻部位，便于患者吞咽（图 6-7-1）；如果骨折发生在颧弓、鼻骨等不影响咀嚼的部位，可以吃较软的食物，并保持口腔卫生。受伤严重时，有时连流质饮食都要禁止，以避免食物污染伤口或造成进一步损伤和患者痛苦，此时就考虑通过鼻饲胃管进食。鼻饲胃管就是通过鼻腔插入的软管，经食管到达胃，可以从外面用注射器推入流质饮食直接进入胃里面，既保证了患者的营养，也有助于预防口腔伤口感染和伤情恢复（图 6-7-2）。还有一种情

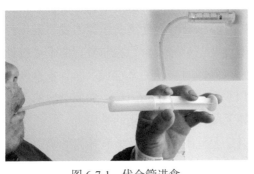

图 6-7-1　代金管进食

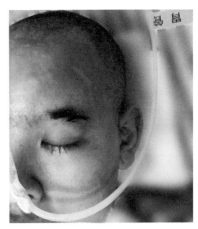

图 6-7-2　鼻饲胃管

况，患者难以忍耐胃管的不适，或者鼻腔狭窄难以安插胃管，不得不从静脉输入专门的营养液，例如"卡文"等。然而这些辅助进食手段都只是临时措施，远不如正常进食所能提供的能量和营养，因此颌面骨折后尽早完成手术治疗，开始正常进食，才是保证患者健康的根本。

2. 做手术需要剃光头吗

患者在个别情况下需要剃光头。对于下颌骨这种距离头发较远的位置，即便是采用口外皮肤切口，手术前也不需要剃头；上颌骨骨折往往从口腔内黏膜做切口，不需要剃头发。还有一些部位的骨折，手术切口则会设计在头皮上，例如，颧骨颧弓眶外缘骨折，需要行头皮冠状切口，相当于在发际线以内 2~3cm 切开头皮并弧形向下到达耳前缘，此时就要考虑剃掉头发，不但可以清晰地暴露术野，也可以减少头发对切口的污染。除了骨折手术，腮腺手术时，由于切口在耳附近，距离头发很近，也需要剃掉周围的一片头发。剃光头对于患者而言，美观上有重大影响，其实数月后头发就能生长起来，并非是永久性的问题。当然，出于保持美观和减少创伤考虑，颌面外科医生也探索了许多新的方法来尽量避免这些问题，比如对于颧骨颧弓眶外缘骨折，目前已开展了鬓角小切口辅以眉弓小切口的方法，只需要在鬓角的位置局部剃掉一点头发就行了，最大程度保证了美观。

221

3. 可以选择局麻下做骨折手术吗

在全麻技术不成熟的年代，或者在条件落后的地区，有局麻下做颌骨骨折手术的病例。但涉及骨骼的手术往往很大，且同时带来的疼痛是剧烈的，甚至可能因为疼痛导致休克，局麻药的麻醉程度、范围、时间都很有限，单纯的局麻下难以达到无痛的要求，所以需要全麻才行。除了难以消除疼痛之外，局麻还存在一些其他问题，让骨折手术难以进行：首先局麻下患者意识是清醒的，对于复杂的手术操作会很恐惧；其次，患者的肌肉没有松弛，骨折复位时会遇到很多阻力，影响手术效果；最后，颌骨骨折手术中往往会出比较多的血，有可能呛咳到气管里，进而引起生命危险。而全麻时，麻醉医师会用到镇静药、镇痛药、肌肉松弛药、稳定血压的药，以及通过气管导管和呼吸机机械通气，患者相当于进行一场深度睡眠，什么都感觉不到的情况下就完成了手术，而且口腔内的出血和冲洗所用液体，也不会进入气管造成呛咳和窒息，保证了患者生命安全（图 6-7-3、图 6-7-4）。对于位置表浅、范围小、操作简单、时间短的小型手术，比如拔牙、切痣、根尖囊肿刮治等，可以考虑采用局麻。

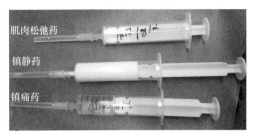
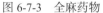

肌肉松弛药

镇静药

镇痛药

图 6-7-3　全麻药物

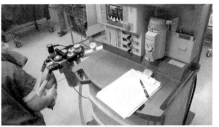

图 6-7-4　全麻设备

4. 面部骨折术后可以吃饭吗

如前所述，进食手段分为三种：第一种是鼻饲胃管，第二种是代金管，第三种是常规进食。常规进食在以下这些手术后是允许的：颧弓骨折手术、眼眶骨折手术、鼻骨骨折复位术，这些部位的骨折跟口腔没有关系，咀嚼也不会造成断骨再移动，术后恢复期可以吃软食，但在手术当天还没有从全麻的状态中彻底恢复过来时，不能进食，需要等到第二天。涉及上颌骨和下颌骨骨折时，手术后一般需要禁止咀嚼，因为刚刚固定的骨骼并没有生长融合在一起，全靠金属钛板承受力量，这个时候牙齿用力咀嚼容易引起骨折再错位，而且医生一般会用把上下牙齿牵引在一起，让患者适应这种恢复的咬合关系及正确的髁突位置，所以患者是不能张口的，进食一般采用代金管或者鼻饲胃管，这样除了防止咀嚼影响骨折愈合，也对口腔内伤口进行保护，等牵引期后可以让患者自行流质饮食，恢复一段时间可以尝试吃软食，然后才是正常食物。目前也有学者提倡术后早期功能锻炼，认为坚强内固定手术后可以不用牵引牙齿，早期就可以开始咀嚼，但也有医生认为这个观点要视情况而定，权衡骨折的严重程度、固定的坚强程度、患者的依从性、再移位的风险等各方面，谨慎采纳。

5. 面部骨折通过手术固定后，一定能长好吗

面部骨折通过手术固定后一般都能长好，但前提是进行了正规的颌面外科治疗（图 6-7-5、图 6-7-6）。如果处理不规范，例如，断骨复位不好，手术之后断骨仍然是分离的，那么两块骨骼不容易长到一起，会造成"骨不连"；又如应该使用金属板的地方，却用了可吸收板，力量不足发生断裂，骨骼再次错位；再如虽然使用了金属板，但是板子的类型、数量、摆放位置不恰当，造成力量不足引起骨骼扭转错位等，这些问题通过正规治疗其实是可以避免的。但也有

一些骨折类型，其本身就不容易愈合，例如，严重的粉碎性骨折，有些骨块错位过于严重，其表面的肌肉和骨膜已经被完全撕脱，造成了该骨块处于游离状态，没有血液供应，此时把它复位固定存活概率并非100%，甚至如果发生坏死，还需要二次手术取出坏死骨块并重新制订手术计划。还有一种情况是感染，有些患者来医院时，骨折处已经发生了严重的感染，这种患者即便在术中充分清创，但术后仍旧出现感染的概率很大，这会造成愈合延迟或者不愈合。还有些特殊的人群，例如，体质差、年龄大、有糖尿病、有骨质疏松的患者，骨折术后愈合不良的可能性也要大于身体强健、年轻的患者。

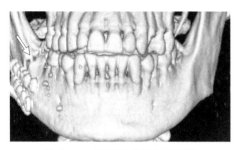

图 6-7-5　刚刚手术后骨缝可见

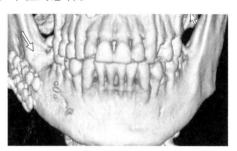

图 6-7-6　术后一年断骨融合

6. 有什么办法可以促进骨折愈合速度

第一是保持伤口清洁，避免发生感染，如果是口内切口则尽量避免伤口接触食物，并经常用含漱液清洁口腔；第二是限制运动，在不确定咀嚼是否会影响骨骼恢复的情况下，早期把牙齿牵引在一起避免咀嚼运动是不错的选择；第三是功能锻炼，遵从医生建议，在合适的时间点开始循序渐进的功能锻炼，包括张口和咀嚼，可给予骨骼正常生理刺激，有助于恢复；第四是活动，在身体允许的情况下可以进行正常走动，长期卧床会让体质下降；第五是营养，即便不能咀嚼，也要通过软管给予富有营养和能量的流质饮食，如牛奶、豆浆、奶粉、肠内营养粉、稀粥、果汁等。关于流质饮食的营养，很多患者和家属认识上都存在误区，认为鸡汤、鱼汤、骨头汤含有很高的营养，然而实际上肉里面的蛋白质、骨头里面的钙都很难煮进水里，即便是长时间熬制的高汤，颜色呈现奶白色主要也是脂类物质的功劳，所以汤里面含量较为丰富的其实是味精、盐、油脂和嘌呤等成分，不能当作主食。如果要给患者吃蛋白类食物，可以选择将细碎的肉或蛋混在稀粥里。

7. 钛板钛钉需要取出吗

一般情况下都不要取出。钛合金无毒，跟人体兼容性非常好，也不会发生腐蚀，可以长期保留在人体内无须取出。实际上很多医学领域，钛产品都可以作为永久植入物，例如钛合金人工关节、种植牙的钛合金牙根等。也有人担心如果以后做磁共振检查，体内有金属会不会成为禁忌，这种担心大可不必，跟铁、不锈钢等植入物相比，钛合金受到的磁力、产生的热量都是非常小的，对磁共振检查几乎无影响，而且扫描时产生的伪影也远远小于铁和钢，所形成的图像较为清晰。但有些特殊情况下，钛板钛钉还是需要取出的，例如，伤口感染（图 6-7-7、图 6-7-8），或者个别患者体质对该类金属较为敏感，出现了红肿痛等排斥反应，或者骨骼愈合过程中钛钉松动、钛板暴露等，可以选择合适的时候取出。当然，即便是以上任何问题都没有，仅仅因为患者坚持要求取出，也可以成为钛板钛钉取出手术的指征。

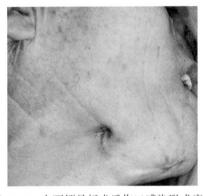
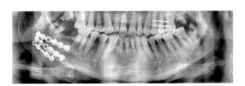

图 6-7-7　右下颌骨折术后伤口感染形成瘘道　　　图 6-7-8　感染部位的钛板需要取出

第八节　颌面部组织缺损和畸形整复手术

1. 嘴唇缺了一块如何修复

嘴唇的不同层次结构分别为皮肤、皮下组织、肌肉、黏膜。广义而言，其中的部分层次缺失都算唇缺损，如犬咬伤导致嘴唇表面的皮肤、皮下组织和部分肌肉缺失，而靠近牙齿的黏膜尚完好；另一种情况是上述四层结构全部缺失，如车祸伤导致下唇内外都缺损，从外面直接可以看到牙齿。根据嘴唇缺损的大小，可以采取不同的修复方法。如果缺损范围较小，占整个嘴唇的 1/3 以内，可利用唇组织的弹性和延展性，经过清创、松解后直接拉拢缝合，缝合时尤其要注意两端唇红的边缘线要对得很整齐，唇红的连续性对美观影响比较大。当缺损范围达到和超过 1/2 的时候，直接拉拢缝合就比较困难了，需要将邻近软组织做成瓣，转移过来修补，常用的是对侧唇交叉组织瓣，医学上叫"Abbe 瓣"（图

6-8-1），如下唇 V 形缺损，在上唇相邻的位置也做一个类似形状的切口，注意保护其根基部位的唇动脉，然后把这个瓣旋转 180°向下修补下唇；另有一种邻位瓣叫做鼻唇沟组织瓣，有时也会用到。如果缺损范围超过了 2/3，那么可能需要同时使用上述两种组织瓣转移修复。特殊情况下也可以采用血管化游离皮瓣转移修复，例如前臂瓣修复下唇和下颌皮肤的联合缺损，这需要血管吻合手术。

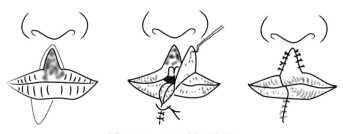

图 6-8-1　Abbe 瓣示意图

2. 鼻子缺了一块如何修复

外伤造成的鼻部缺损一般范围较大，整个鼻尖都没有了，甚至连鼻翼都缺了，最严重的是整个鼻子都不见了，包括鼻尖、鼻翼、鼻软骨、鼻中隔全部缺失，直接看到的就是骨头。如果鼻根部比较完整，可以采用额部正中三叶皮瓣转移修复术，就是在顺着鼻根皮肤一直向上做切口，最长可以到达发际线附近，做一个长条形的、尖端呈三叶形突起的皮瓣，旋转 180°向下修复鼻缺损，见图 6-8-2。这个"三叶形"弯曲塑形之后就形成了新的鼻尖、鼻翼、鼻小柱，刚缝合的时候鼻尖部新组织的血液供应全部来自于额部血管，此时还不能切断额部和鼻部连接的皮瓣，否则"新鼻子"就会失去血供而坏死。

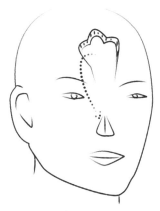

图 6-8-2　鼻缺损额部三叶瓣
修复示意图

当新组织与周围皮肤愈合之后，逐渐就有毛细血管长入，2～3 周后就可以脱离额部血管供应而独立存活，切断多余皮瓣，临床上称之为"断蒂术"。当然，断蒂之前需要确认"新鼻子"已经独立存活，如用橡皮筋勒住皮瓣数分钟，暂时阻断血液供应，如果鼻尖部皮肤颜色和温度良好，没有发白、发乌、发冷，就可以确认。鼻缺损修复方法，除了转瓣手术之外，还有两个方法值得提到：一是鼻赝复体，如在鼻附近骨骼上打钉子，把硅胶类的假鼻子固定在上面，颜色、质地都很逼真，可以随时取和戴；二是皮肤扩张器，有时候缺损太大，即便是转

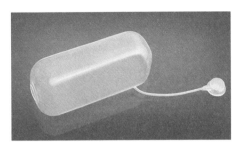

图 6-8-3 皮肤扩张器

瓣也嫌面积不够,那么就可以先在预备取瓣的部位植入扩张器(图 6-8-3),逐日打水进去,让它慢慢膨胀,几周之后皮肤被撑大了,面积足够了,再转移修复鼻部。

3. 带蒂皮瓣和游离皮瓣哪个更好

上面提到的 Abbe 瓣修复嘴唇、三叶瓣修复鼻子,都属于带蒂皮瓣,最大特点是将邻近的皮肤旋转或者滑行过来,皮瓣没有彻底切断,还保留有根基,有正常的血液供应,一般不会发生坏死。而游离皮瓣是指将身体远处的皮肤和皮下组织切下来,连血管都切断了,整块组织完全游离,然后跟缺损区的皮肤和血管吻合,让这块皮存活。例如,前臂瓣修复面颊部缺损,就是在小臂上某个特定的部位,切下皮肤和皮下组织,连动静脉血管一起切断,其中的动脉血管叫桡动脉,然后跟颊部的面动脉进行吻合手术,这样面动脉就可以向游离皮瓣内灌注血液,保持前臂瓣的活性,当然静脉也是需要吻合的(图 6-8-4)。游离皮瓣由于切断了血管,失去了血液供应,虽然与植入区的

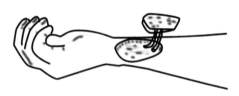

图 6-8-4 前臂游离瓣示意图

血管进行了吻合,但仍然有血管栓塞、血管痉挛的可能性,因此坏死的可能性较带蒂皮瓣更大,对血管吻合技术的要求也很高,再加上在身体其他部位会造成新的创伤。所以一般来讲,如果邻近的、带蒂的皮瓣可以完成缺损修复,则不优先考虑游离皮瓣移植。所以这两种皮瓣的优点互为补充,一个修复范围有限但是创伤小,一个创伤人但是修复范围也大。

4. 如果下颌骨缺了一块,如何修复

颌骨发生严重的损伤、感染,或者切除口腔肿瘤,都可能导致颌骨缺损,引起面部畸形和口腔功能障碍。下颌骨的缺损有两种:第一是局限缺损,如箱状缺损,此时下颌骨下缘仍然是完整而连续的;第二是节段性缺损,下颌骨完全断开了,中间缺了一截。两种情况的缺损都可以用植骨来解决,例如,取一块髂骨或者肋骨放在缺损的部位,然后用钛板固定好,等待骨块生长愈合(图 6-8-5~图 6-8-7)。需要提到的是,节段性缺损的手术方案较局部缺损

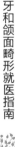

复杂得多，后者只需要考虑恢复局部形态即可，而节段缺损因为下颌骨的连续性中断，两边的断骨会发生移位，移位之后就很难判断它原先的正确位置在哪里、关节头的正确位置在哪里，如果恢复不好，就会造成牙齿和关节错乱，这就要求进行严格的术前设计。现在可以应用数字化外科技术来帮助医生，例如，右侧下颌骨节段性缺损，那么可以把左侧颌骨正常形态复制到右边，根据

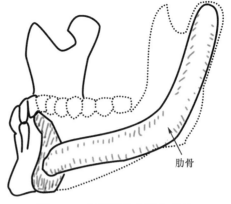

图 6-8-5　下颌骨缺损肋骨移植

这个来推测断骨的正常位置和缺损的尺寸。如果是因肿瘤切除下颌骨，可以在电脑里先模拟切除，预先设计好钛板形状和螺钉打孔位置，这样即使术中断骨发生移动，根据事先设计好的螺钉位置把钛板放置好，力求最大程度恢复原有位置。骨缺损的修复方法还包括牵张成骨和个性化修复体，骨替代生物材料也是现在医学研究领域的热点方向。

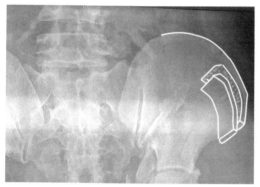

图 6-8-6　取髂骨

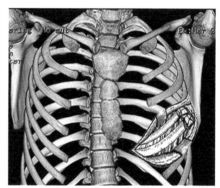

图 6-8-7　取肋骨

5. 肋骨移植和髂骨移植各有什么优缺点

如前所述，骨缺损可以植骨治疗，植骨的来源有多种，包括髂骨、肋骨、颅骨外板等，各有优缺点。髂骨位于髋骨的后上部，顺着自己的腰部往下，摸到最突起的那块骨骼就是髂骨，其功能不是特别重要，一般是将髂骨剖开一半拿来移植，所以取骨后髂骨的轮廓基本不变，仅仅是厚度减少了一半，对人体功能影响不大，因此可以取各种形态、大小的骨块来移植，是颌面部骨移植最常用的取骨部位。髂骨移植的缺点在于厚度不足以满足种植牙的需要，其实扁

骨移植包括颅骨外板、颌骨皮质等也都存在这个问题。肋骨的厚度不错，也可以取得很长，另外还有一个最大的优点，其前端有软骨，这跟下颌关节头结构相似，因此在下颌关节重建手术中，肋骨是首选的植骨方式。但它也有两个缺点：第一是高度不够，移植后难以弥补缺损面积；第二是理论上不如髂骨容易存活，因为它的整个表面都是较硬的皮质骨，血管不太容易长入，而髂骨是从中间剖开的，一半的面积都是松质骨，新的血管容易长入。颅骨外板是指头颅骨骼的最表面那一层，在眼眶底部缺损的病例中，只需要一小块薄薄的骨骼即可修复，此时可以考虑手术创伤相对较小的颅骨外板。

6. 什么叫显微外科

　　广义来讲，显微外科就是利用光学放大设备（图6-8-8）进行手术，所谓光学放大设备，实际上相当于一个放大镜或者显微镜，把非常微小的事物放得很大，这样就可以配合显微器械进行精细操作，如血管吻合（图6-8-9）、神经吻合、断肢再植、小器官移植等，通用于所有外科医学，如颌面外科、泌尿外科、神经外科、眼科等。狭义来讲，颌面外科中的显微手术主要指游离皮瓣的血管吻合、外伤后的神经吻合、唇裂的肌纤维解剖复位等手术操作，随着设备、器械、材料的不断发展，显微技术在颌面外科中的应用范围将逐渐扩大。显微手术对医生的手眼协调要求较高，例如，平时肉眼不可见的抖动，在显微镜下会非常明显；切开、缝合、打结、剪线等操作，动作幅度稍微一大就超出了显微镜的视野，就看不见了，所以做这些操作时要求尽量避免移动；长时间使用显微镜，医生的眼睛也容易感到疲劳等，这些都会对手术操作带来困难。颌面外科医生经过专业培训和练习，都可以解决这些问题，达到手术操作高度微创、高度精细和高度准确。

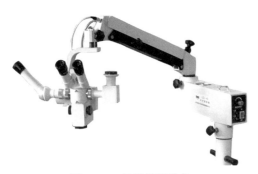

图6-8-8　显微外科设备

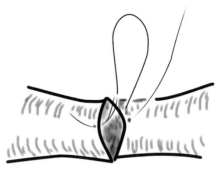

图6-8-9　血管吻合